北京协和医院专家

糖尿病

饮食调养一本就够：

不饿不晕 防并发症

修订版

陈伟
主编 │ 中国医学科学院北京协和医院临床营养科主任医师，博士生导师
中国营养学会临床营养分会主任委员

化学工业出版社

·北京·

图书在版编目（CIP）数据

糖尿病饮食调养一本就够 ：不饿不晕　防并发症 /
陈伟主编 ． -- 修订版 ． -- 北京 ： 化学工业出版社，
2025. 9. -- ISBN 978-7-122-48412-3

Ⅰ．R247.1

中国国家版本馆 CIP 数据核字第 2025HA2273 号

责任编辑：高　霞　杨骏翼

责任校对：李雨函　　　　　　　　装帧设计：悦然生活

出版发行：化学工业出版社（北京市东城区青年湖南街 13 号　邮政编码 100011）

印　　装：天津裕同印刷有限公司

710mm×1000mm　1/16　印张 11　字数 182 千字　2025 年 10 月北京第 2 版第 1 次印刷

购书咨询：010-64518888　　　　　　售后服务：010-64518899

网　　址：http://www.cip.com.cn

随着人们生活方式和饮食结构的改变，糖尿病的发病率逐年增加，且有年轻化的趋势。我国 18 岁及以上居民糖尿病患病率为 11.9%，糖尿病前期检出率为 35.2%。其中，2 型糖尿病占 90% 以上。

目前我国糖尿病患者人数居世界第一，发病情况有五个特点：患者多，"后备军"多，2 型糖尿病患者多，年轻化，发病不均衡（不同地区发病率相差悬殊）。

得了糖尿病应该怎么办呢？最重要的是做到合理饮食，再配合药物治疗、运动调养等，就可以很好地控制病情。

人的一生中，大概有 60 吨的食物进入身体，并对健康产生巨大和深远的影响。因此，一日三餐的摄取，对糖尿病患者来说非常重要。三餐该怎么吃才是营养科学又不影响血糖呢？本书在这里为您指点迷津。

其实，糖尿病患者并没有绝对忌口的食物，关键在于何时吃、怎么吃、吃多少。把握了这三点，一日三餐的食谱安排就会丰富得多，并且加餐也会更合理，既能均衡营养，又能避免摄入过多热量，从而减少血糖波动。

这就要求糖尿病患者弄清楚：一天要摄入多少热量，大概需要多少份食物；如何利用食物交换份巧换三餐食谱；粗杂粮按什么比例和白米白面搭配；哪些蔬菜可以充饥，哪些蔬菜应和主食交换；如何正确地吃水果；有糖尿病并发症的患者、特殊的糖尿病患者如何通过三餐饮食合理控制病情。

吃好一日三餐，与"糖"共舞将不再是梦想，也能享受与健康人一样的幸福生活！

目录 CONTENTS

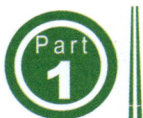

Part 1
糖尿病患者
要把握的饮食总原则

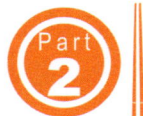

Part 2
一日三餐巧安排，
配出营养食谱

Part 3
糖尿病并发症必知的三餐调养方案

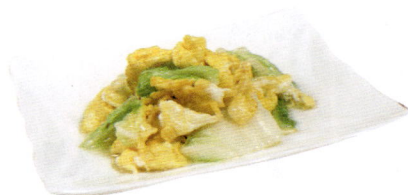

Part 4

糖尿病特殊人群最佳调养方案

Part 5

三餐这么吃，平稳降血糖

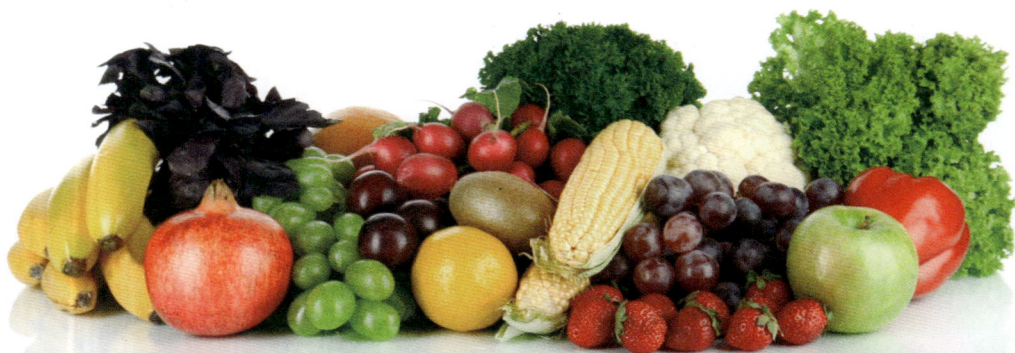

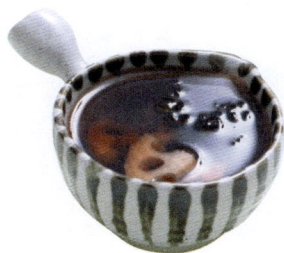
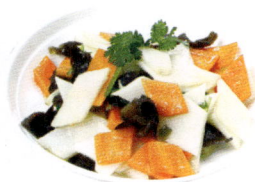
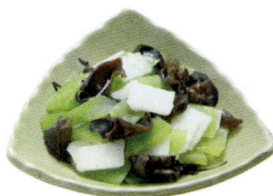

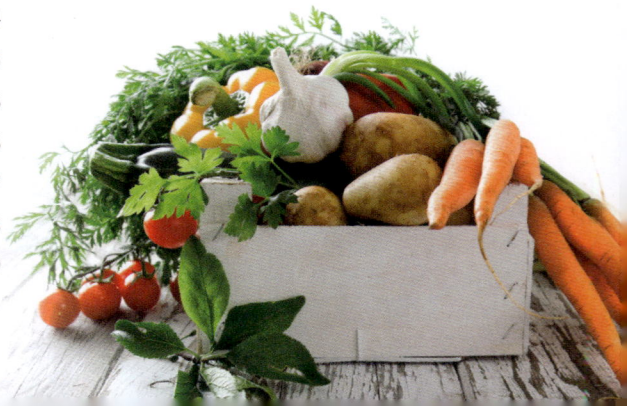

绪论　不可不知的糖尿病常识

糖尿病"偏爱"的几类人

1 空腹血糖异常者（空腹血糖在 5.6~6.9 毫摩/升）或糖耐量减低者

2 体形肥胖者，尤其是肚子大的人（中心型肥胖，即男性腰围≥90厘米，女性腰围≥85厘米）

3 有糖尿病家族史者

4 怀孕时曾血糖升高或生育巨大儿（体重4千克以上）的女性

5 已经患有高血压病、血脂异常或早发冠心病者

6 胰腺疾病患者

7 吸烟、活动不足、生活压力大和精神持续紧张者

8 年龄≥40岁，糖尿病发病率也随年龄增长而上升

最常被忽略的糖尿病非典型症状

糖尿病除了有典型的"三多一少"（多尿、多饮、多食和体重下降）症状外，还常见一些非典型症状，主要包括以下几种。当然，不同的人表现不同，重要的是，当身体出现这些不良反应时，你一定要重视，并及时进行检查，以免延误病情。

皮肤感觉异常

常表现为四肢末梢部位皮肤感觉异常，如蚁走感（像蚂蚁爬过皮肤一样）、麻木感、针刺感等。糖尿病患者在病情严重时，会出现皮肤瘙痒症状

疲乏无力

胰岛素分泌不足或敏感性降低，引起碳水化合物、蛋白质、脂肪、电解质和水的代谢紊乱，导致疲倦乏力、精神不振，抵抗力也随之下降

失眠

糖尿病可能导致神经系统病变和心理障碍，从而引发失眠等症状

性功能障碍

糖尿病会引起血管、神经系统病变以及心理障碍等，这很可能引发男性阳痿、女性性冷淡、月经失调等

视力障碍

视力障碍可表现为视力下降、视野缺损，严重时甚至出现黑矇、失明等症状

其他

如排尿困难、术后伤口不愈合、低血糖、全身出汗或大汗，以及走路时下肢疼痛难忍，不能继续行走等

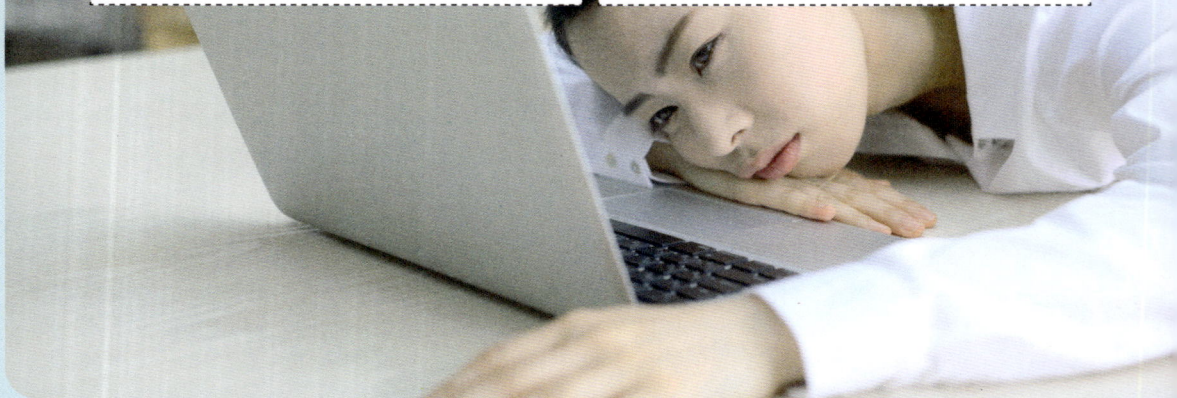

糖尿病不可怕，可怕的是并发症

研究表明，糖尿病发病 10 年后，有 30% ~ 40% 的患者会出现至少一种并发症。控制并发症是每个糖尿病患者必须要做的，因为它的危害比糖尿病本身严重得多，是患者致残、致死的主要风险因素。

急性并发症

糖尿病急性并发症是指糖尿病急性代谢紊乱，包括低血糖、高渗性昏迷、酮症酸中毒等。

低血糖： 开始表现为饥饿、心慌、头晕、手抖、出汗、心跳加速等症状，严重时会抽搐、昏迷。如果不及时抢救，延误 6 小时以上可导致糖尿病患者不可逆的脑损伤，甚至造成死亡。

高渗性昏迷： 主要表现为严重脱水、高血糖，血液高渗引起意识障碍，有时伴有癫痫。一旦发病，死亡率极高，必须及早送医院治疗。

酮症酸中毒： 早期主要表现为乏力、口渴、多尿、多饮，进而出现食欲减退、恶心呕吐等症状，并伴有心慌气短。症状加重时会出现头晕、嗜睡，继而意识逐渐模糊、反应迟钝，最后陷入昏迷，患者呼吸深而快，呼出气体有烂苹果气味，需及时抢救。

慢性并发症

糖尿病慢性并发症主要为大血管病变（心脏病、高血压、脑血管意外及下肢血管病变）、微血管病变（糖尿病性视网膜病变、糖尿病性肾病）、神经病变等。以累及心、脑、肾等生命器官和对身体危害性大为特点，是糖尿病防治的重点和难点。

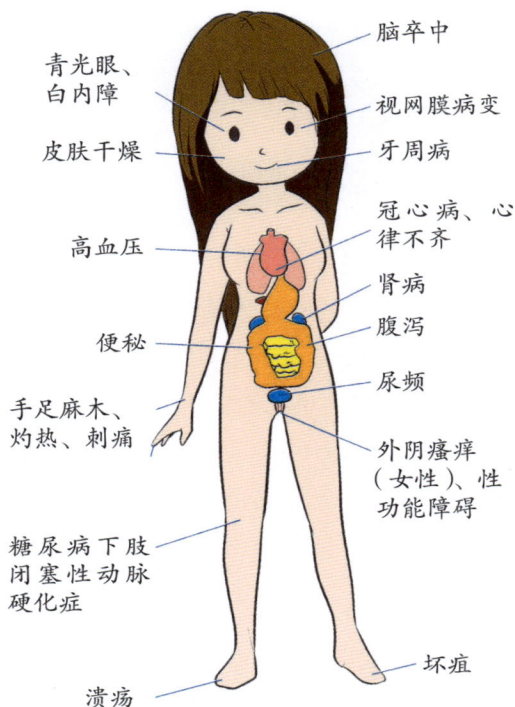

青光眼、白内障

皮肤干燥

高血压

便秘

手足麻木、灼热、刺痛

糖尿病下肢闭塞性动脉硬化症

溃疡

脑卒中

视网膜病变

牙周病

冠心病、心律不齐

肾病

腹泻

尿频

外阴瘙痒（女性）、性功能障碍

坏疽

平稳控糖，从一日三餐做起

　　一些糖尿病患者在退休后，生活变得规律起来，血糖比退休前变得更稳定。而上班族中的糖尿病患者因为工作、交际、交通等原因，一日三餐有时不能做到定时定量，导致血糖波动明显。所以，糖尿病患者要想血糖变得稳定，就要从吃好一日三餐做起。那么究竟怎么样才算是吃好呢？至少要做好以下两个方面。

一日三餐合理搭配

　　糖尿病患者只要合理搭配一日三餐，就能摄取充足的营养，充分享受美食带来的快乐。糖尿病患者每天摄入的热量和各种营养素，应该相对均衡地分配到三餐中。三餐饮食原则为"五低两高一适量"——五低，即低糖、低脂、低胆固醇、低盐、低热量；两高，即高维生素、高膳食纤维；一适量，即蛋白质适量。

　　值得一提的是，当糖尿病患者把碳水化合物总量压缩后，一定会产生热量缺口，这时不能用维生素、钙和蛋白质来补充，而要选择具有延缓血糖升高作用的碳水化合物食物，比如大豆及其制品、粗粮等，而不是采用简单的糖类。建议糖尿病患者可根据自身情况，适当增加粗粮摄入。

　　对超重或肥胖的糖尿病患者来说，"低碳水化合物[①] + 低脂 + 高膳食纤维"的饮食是减肥的核心基础。

一日三餐定时定量

　　在确定了每日总热量和三大营养素比例后，要计算出主食的总量，主食的选择要粗细粮搭配，并且多选择血糖指数低的主食，然后固定一日三餐的主食量，应根据劳动强度的大小，确定进食的量。如果今天全吃粗粮，明天全吃细粮，这样由于血糖指数不同，就会导致餐后血糖不稳定，不利于糖尿病的治疗。

　　另外，对于注射胰岛素或易出现低血糖以及病情控制不好的患者，还应在三次正餐之间加餐 2~3 次，但进餐时间必须相对固定，否则容易造成血糖紊乱。

---

① 低碳水化合物饮食通常指膳食中碳水化合物供能比≤40%，脂肪供能比≥30%，蛋白质摄入量相对增加，限制或不限制总能量摄入的一类饮食。

糖尿病患者
要把握的
饮食总原则

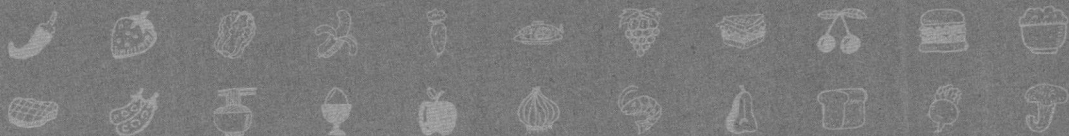

每天吃多少：
用手比画一下吧

　　糖尿病患者的饮食需要"斤斤计较"：计算每日需摄入的总热量，算出营养素的需求量，再由此决定每日主副食的选择。

　　如何才能得到较为精确的数字呢？通常采用比较实用的食物交换份法。可实际上，对于不少老年朋友来说，食物交换份法掌握起来很麻烦。那么，有没有一种更方便直观的方法帮助大家大概确定几类基本营养素的每日摄入量呢？下面就为大家介绍一个"手掌法则"。利用自己的手，就可以基本确定每日所需食物的量。这种方法虽然不是特别精确，但非常方便实用。

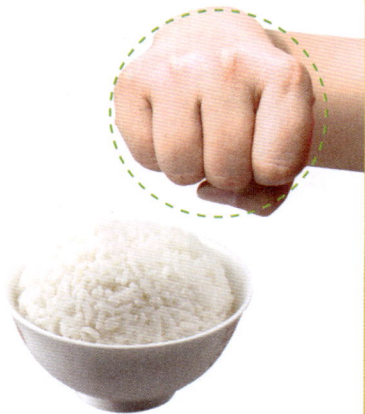

拳头量：碳水化合物、水果

　　选用相当于自己两个拳头大小的淀粉类食物，如馒头、花卷、米饭等，就可以满足一天碳水化合物的需求量了。水果一天的需求量则相当于1个拳头大小。

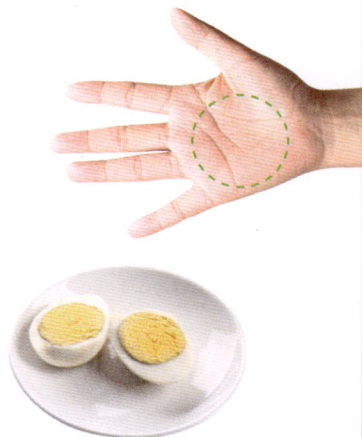

掌心量：蛋白质

　　50克的蛋白质相当于掌心大小、约为小指厚的一块。

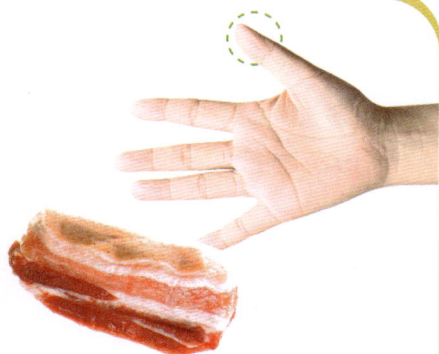

拇指尖量：脂肪量

要限制脂肪（黄油）的摄入，每天仅取拇指尖端（末节）大小的量就足够了。

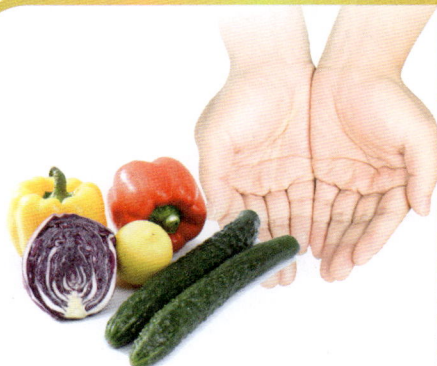

两手捧量：蔬菜

两只手能够捧住的菜量（1把）相当于100克的量，每天进食500～1000克蔬菜可满足需要。当然，这些蔬菜都应该是低碳水化合物蔬菜，如绿豆芽、黄瓜等。

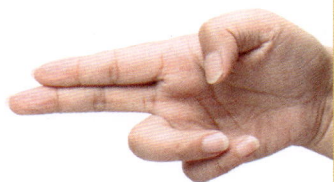

两指并拢量：瘦肉量

切一块与食指厚度相同、与两指（食指和中指并拢）的长度和宽度相同的瘦肉，相当于50克的量，即可满足一天需要。

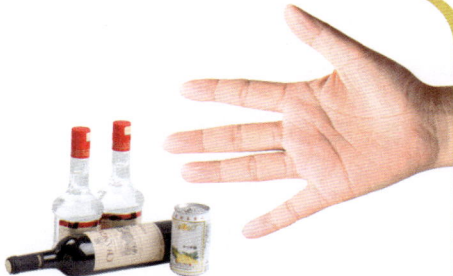

不饮酒

糖尿病患者最好不饮酒。遇到需要饮酒的情形，一天最大饮酒的酒精量建议不超过15克。

15克酒精 ≈ 450毫升啤酒（4%计）≈ 150毫升葡萄酒（12%计）≈ 50毫升白酒（38%计）≈ 30毫升高度白酒（52%计）

碳水化合物占总热量的45%～60%

对于糖尿病患者来说，主食并非吃得越少越好。现代人之所以糖尿病高发，不是因为谷类食物吃多了，恰恰是因谷类吃得少，而高蛋白、高脂肪食物吃得太多所致。考虑到我国糖尿病患者的饮食习惯，建议大多数糖尿病患者膳食中碳水化合物所提供的热量占总热量的45%～60%。餐后血糖控制不佳的糖尿病患者，可适当降低碳水化合物的功能比。

碳水化合物由主食提供

碳水化合物即糖类，主要存在于主食中。主食包括各种谷类、薯类和杂豆，其中谷类除精白米面类"细粮"外，还包括小米、黑米、玉米、燕麦、荞麦、藜麦、高粱等杂粮，也包括糙米和全麦。各种薯类（如红薯、土豆、芋头）和各种杂豆（如红小豆、绿豆、扁豆、芸豆、蚕豆）也属于主食。它们共同的特点就是富含碳水化合物，而相比细粮，粗粮中膳食纤维、维生素、矿物质和植物化学物的含量要更丰富，日常饮食必须包括一部分这样的主食。

糖尿病患者必须吃主食

很多糖尿病患者错误地以为不吃主食就能控制血糖。对于糖尿病患者的主食摄入，现代营养学的观点如下。

第一，糖尿病患者必须吃主食。这是因为，主食中的碳水化合物产生的葡萄糖是人体主要的热量来源，虽然蛋白质、脂肪在体内也能转化为葡萄糖，但转化量较少，并且在转化过程中会消耗很多热量，并可能产生有害物质。如果不吃主食，身体会动员脂肪产生热量，其结果是产生酮体，不但损害大脑，还有导致酮症酸中毒的可能。另外，脑神经的营养必须依靠葡萄糖，主食吃少了容易发生低血糖，出现头晕、冷汗、乏力等症状。

第二，主食每天要吃够量，糖尿病患者每天主食的热量比例应为45%～60%。

第三，糖尿病患者的主食种类应以多糖为主，即粮食，而应该少吃含双糖、单糖多的甜食。

蛋白质占总热量的 15%～20%

糖尿病患者常存在负氮平衡，即体内蛋白质的代谢消耗大于膳食补给。如果膳食中蛋白质所占热比偏低，难以纠正负氮平衡现象，故糖尿病患者蛋白质的供给应比正常人略高，但是长期给予高蛋白饮食，对病情控制无益，因为蛋白质在满足代谢需要之后，多余的蛋白质通过糖异生作用也可使血糖升高（一般每百克蛋白质可生成 58 克葡萄糖）。综上所述，没有并发症的糖尿病患者饮食中的蛋白质应占总热量的 15%～20%（无肾脏损害时）。

病情稳定下的蛋白质供给

病情控制稳定、没有并发症的糖尿病患者其膳食中的蛋白质供给量应与正常人相同，即成年人每千克体重 1.0～1.2 克 / 日。一个理想体重 60 千克的成年人每天应摄入蛋白质 60～72 克，或蛋白质占全日总能量的 15%～20%（无肾脏损害时），优质蛋白 50% 以上。优质蛋白主要来源于淡水鱼、禽类肉蛋、低脂奶、豆类食品。

病情不稳定下的蛋白质供给

多数情况下，糖尿病患者的病情是复杂多变的，这时患者膳食中的蛋白质供给量也应作相应的变化。如在初次诊断为糖尿病时，相当一部分患者的血糖波动较大、病情控制不好。此时患者蛋白质分解代谢增强，易出现氮的负平衡（即消耗大于摄入），故蛋白质供给量需适当增加，按每千克理想体重 1.2～1.5 克 / 日计算为宜。

另外，一些处于特殊生理时期的患者如孕妇、乳母，则应根据各自的生理特点给予足量的蛋白质，以保证胎儿的生长和发育需要。如妊娠中期（4～6 月）患者每天应在基本供给量的基础上增加 15 克蛋白质，妊娠后期（7～9 月）及哺乳期每天应增加 25 克蛋白质。

当并发糖尿病肾病时，则不能按照上述原则供给蛋白质，建议蛋白质所占总热量的 10%。因为蛋白质在代谢过程中不仅会加速肾功能的损害，而且其所产生的代谢产物也会加重肾脏负担。此时应根据患者肾脏受损的程度来限制膳食中蛋白质的摄入量。

脂肪占总热量的 20%～35%

脂肪是重要的营养物质之一，是人类生命能源和机体代谢不可缺少的必需物质。人体内存在棕色和白色两种脂肪。白色脂肪堆积在皮下，负责储存多余热量；棕色脂肪负责分解引发肥胖的白色脂肪，从而可以预防肥胖引起的 2 型糖尿病。对于糖尿病患者来说，脂肪的摄入量应占总热量的 20%～35%。

脂肪摄入 45～55 克／日

糖尿病患者的脂肪摄入量应适当限制，应小于全日总热量的 30%，尤其是饱和脂肪酸不宜过多，一般成人患者每日摄入的脂肪量为 45～55 克。其中包括以下几部分。

1 饱和脂肪酸：应 <10%，少吃肥肉、猪牛羊脂肪，以及禽类的皮下脂肪等。

2 多不饱和脂肪酸：占全日总热量的 10%。

3 单不饱和脂肪酸：≥总热量的 10%，多食橄榄油、花生油、茶籽油等。

脂肪摄入的方法

为了保证脂肪的摄入，应适量摄入禽肉，多摄入鱼类等水产品，而限制摄入畜肉。禽肉脂肪中的必需脂肪酸含量普遍高于畜肉脂肪；鱼类脂肪含量低且多由不饱和脂肪酸组成，尤其是深海鱼中富含 DHA 和 EPA。畜肉的脂肪含量以猪肉最高、牛肉最低，但其中饱和脂肪酸比例以牛肉最高、猪肉最低。建议糖尿病患者每天应摄入禽畜肉类 50～100 克、鱼虾 50 克。

需要注意的是：完全杜绝饱和脂肪酸的摄入同样对心血管不利。对素食者的研究发现，膳食中缺乏饱和脂肪酸也是导致冠心病和动脉粥样硬化的重要因素之一。

减少食物中脂肪的方法

1 若是炒肉、烤翅、烧肉，可以先在水中加些调料，如姜片、花椒、料酒，将肉煮十几分钟，既可以使肉中的部分脂肪溶解到汤中，又可以去除肉的腥味和异味。

2 吃些不善吸油的蔬菜，如青椒、土豆、黑木耳、豆腐等。

3 拌凉菜时，可将菜焯熟晾凉，加入盐拌匀，最后加几滴香油提味，脂肪含量自然比炒菜低得多。

膳食纤维摄入 25～36 克／日

膳食纤维可延长糖尿病患者的胃排空时间，延缓葡萄糖的消化和吸收，改善餐后血糖代谢，利于长期糖尿病控制。《中国糖尿病医学营养治疗指南（2022版）》认为，糖尿病患者每天摄入膳食纤维25～36克，特别是保证可溶性膳食纤维达到10～20克／天，有助于稳定血糖水平。

膳食纤维的来源

膳食纤维主要存在于全谷（如糙米、糠皮、燕麦麸、小米、黑米、燕麦片、全麦粉等）、杂粮（如黄豆、红小豆、绿豆、黑豆、芸豆、豌豆等）、蔬菜（如芹菜、生菜、芥菜、四季豆、牛蒡、胡萝卜等）、水果（如樱桃、紫葡萄、带皮苹果、草莓、柚子等）等食物中。另外，薯类和海藻类的食物也含有膳食纤维，如土豆、白薯和裙带菜等。因此，糖尿病患者每天都要保证全谷杂粮的摄入。

值得推荐的十大高纤食物

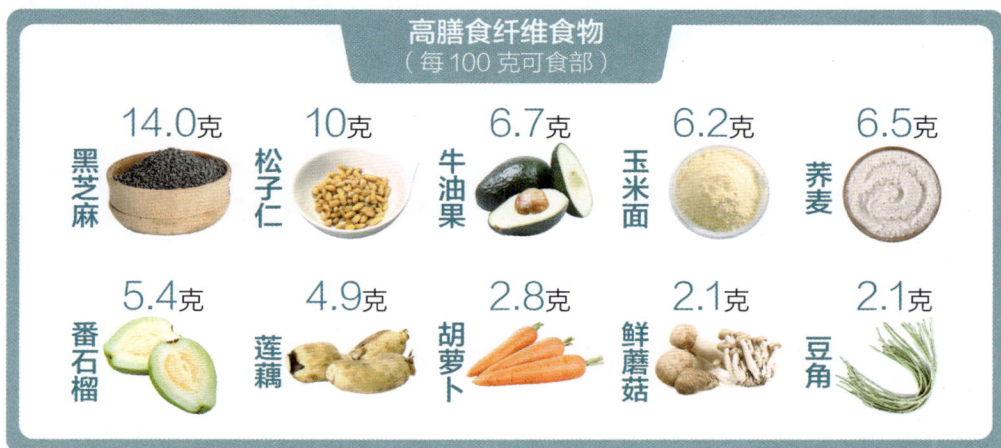

高膳食纤维食物
（每100克可食部）

食物	膳食纤维
黑芝麻	14.0克
松子仁	10克
牛油果	6.7克
玉米面	6.2克
荞麦	6.5克
番石榴	5.4克
莲藕	4.9克
胡萝卜	2.8克
鲜蘑菇	2.1克
豆角	2.1克

摄入膳食纤维不宜过量

过量摄入膳食纤维可能引起腹泻、腹痛、胀气等，这时候应该停止补充。另外，过量的膳食纤维还会影响铁、锌、钙和镁这些微量元素的吸收。需要特别提醒的是，胃肠功能差、消化不良的人摄入膳食纤维需谨慎，以免加重病情。

多吃中低 GI 和 GL 食物

　　用血糖生成指数（GI）和食物血糖负荷（GL）合理安排膳食，对于调节和控制人体血糖大有好处。在国外，有许多专门针对低血糖指数饮食设计的菜谱。因此，糖尿病患者在配餐时，建议多选用低 GI/GL 食物。

多选用低 GI 食物

　　低血糖生成指数（GI 为 0～55）的食物包括豆类（如黄豆、绿豆、扁豆、四季豆）、麦麸谷类、糙米、乳类、坚果等。一般来说，同类的食物，或者同一种食物采用不同烹调方式，血糖生成指数都有比较大的差异。比如说饭类，糯米饭的血糖生成指数要高于大米饭，但糯米粥的血糖生成指数远低于大米粥。另外，同样的原料烹调时间越长，食物的 GI 也越高。建议糖尿病患者烹饪时多用急火煮，少熬炖。

GI值类别	GI值范围
低	≤55
中	56～69
高	≥70

食物的血糖负荷

　　食物血糖负荷（GL）=（GI × 碳水化合物的克数）/100

　　比如：西瓜的 GI 为 72，每 100 克西瓜中含碳水化合物 5.5 克。那么，当吃下 2 两（100 克）西瓜时，食物血糖负荷 GL=72×5.5/100=4。也就是说，西瓜的 GI 值很高，但如果吃的量少，GL 值也很低，对血糖的影响就不大。

　　大致说来，GI 超过 50 或 GL 超过 20 就不妥，两者的数值越低越好。

GL值类别	GL值范围
低	<10
中	11～19
高	>20

食物	GI	GL
燕麦	55	43
玉米面	68	53
馒头（全麦粉）	82	39
面条（小麦粉，硬，扁粗）	46	30
白饭	82	21
牛奶	28	1
豆浆	34	0.4

食用油控制在 25～30 克／日，多用植物油

根据《中国居民膳食指南（2022）》的建议，每人每天烹调油用量不超过 30 克。过量摄入烹调油是造成中国居民脂肪过多的一个主要原因。而对于糖尿病患者来说，每人每天烹饪油用量应该控制在 25～30 克，并多用植物油。

多用植物油

《中国居民膳食指南（2022）》建议，"应经常更换烹饪油的种类，食用多种植物油"，这一条也适用于糖尿病人群。一般来说，大豆油、花生油、亚麻籽油、橄榄油等都是很好的植物油，可交替或混合食用。

相对于植物油而言，猪油、牛油、鸡油等动物油，富含饱和脂肪酸和胆固醇，不仅容易导致肥胖，还容易导致血脂异常。而肥胖会降低胰岛素的敏感性，使血糖升高，血脂异常则会引发高脂血症，对于已经罹患糖尿病的人群来说更易引发并发症。因此，防治糖尿病，应少用动物油。

减少吃油的诀窍

√ 用平底锅做菜，这样可少用些"润锅"的油。平底锅受热均匀，油入锅稍转一下，就可铺满整个锅，同时还减少油烟的产生。

√ 多使用不粘锅，这样可少用一些"润锅"油，从而减少用油量。

√ 烹调时少用植物油，每餐每人不超过 1 勺半。

√ 以全家为单位控制用油，三口之家 5 升量的一桶油，至少要食用 2 个月。

√ 多用蒸、煮、滑熘、拌、急火快炒等少油的烹调方法，不用油炸、油煎等烹调方法。

√ 食物可以先氽再炒。肉类先氽烫可去脂肪。不易熟或易吸油的食材事先氽烫，再放入其他食材同煮或煎炒，可减少汤汁或油脂的吸入。炒蔬菜时还可以先在锅里倒少量油，加热倒入蔬菜翻炒三四遍，十几秒钟后，沿炙热的炒锅边加一点水，盖上锅盖，焖上几秒钟，再打开锅盖略微翻炒，这样就能既少用油又熟得快。

盐不超过 5 克／日

《中国居民膳食指南（2022）》建议，正常人每人每天盐的摄入量不超过 5 克。对于糖尿病患者来说，更应该严格遵守这个标准。可即使用了限油壶、限盐勺，平时一不留神用盐量就可能超标。其实，掌握一些小诀窍，就能改变这一状况。

摄盐过多会增高血糖浓度

现代医学研究表明，过多摄入盐，会增强淀粉酶活性，促进淀粉消化，促进小肠吸收游离葡萄糖，引起血糖升高，从而加重病情。而且，"糖尿病预备军"若长期摄入过多的盐，会加速和加重糖尿病的发生，还会使血管硬化，进而导致糖尿病血管并发症的发展。因此，糖尿病患者要采用低盐饮食。

低盐饮食的烹调方法

✔ 后放盐。烹饪时，不要先放盐，一定要在起锅前将盐撒在食物上，这样盐附着在食物的表面，能使人感觉到明显的咸味，又不至于过量。

✔ 用酸味代替咸味。刚开始低盐饮食时，如果觉得口味太淡，可用醋、柠檬汁、番茄酱等调味，既可以减盐，又可以让味道更好。比如，可以在菜七成熟的时候先放入醋。因为醋不仅能促进消化、提高食欲，减少维生素的损失，更能强化咸味，不会让人觉得菜肴清淡无味。

✔ 用咸味重的食物代替盐。酱油里边也隐藏着盐分，在使用的时候要注意用量，并相应减少食盐的用量。同理，烹饪中可以选择加入豆瓣酱、酱油来实现咸味口感，不放盐，这也是减少食盐摄入的一个好办法。

警惕食物中隐含的盐

味精	酱油	蟹肉	海虾	油菜	空心菜	大白菜	茴香	香肠	方便面
8160	2706	270	302	98.8	94.3	89.3	186	2309	1144

注：每100克可食部所含的钠（毫克）。400毫克钠=1克盐。

胆固醇不超过 300 毫克／日

糖尿病本身就易发生血脂代谢异常，而升高的血糖、血压又容易损伤血管内皮，使得胆固醇很容易进入血管内膜下，形成脂质沉积，发生动脉粥样硬化。这样，并发冠心病的危险就大大增加。因此，为了预防心血管并发症的发生，糖尿病患者每天摄入胆固醇的量应低于 300 毫克。

好胆固醇与坏胆固醇

胆固醇是人体细胞膜的重要组成成分，对维持人体细胞的正常功能和新陈代谢有着重要的作用。胆固醇可分为高密度脂蛋白胆固醇和低密度脂蛋白胆固醇两种。高密度脂蛋白胆固醇有保护心血管系统的作用，因此也叫"好胆固醇"。低密度脂蛋白胆固醇则对人体有害，因此也叫"坏胆固醇"。糖尿病患者应少吃富含"坏胆固醇"的食物。

坏胆固醇含量在1500～2600毫克的食物（按每100克可食部计）	
动物脑	猪脑2571毫克、羊脑2004毫克
蛋黄	鸡蛋黄1510毫克、鹅蛋黄1696毫克
坏胆固醇含量在200～800毫克的食物（按每100克可食部计）	
蛋类	鹅蛋704毫克、咸鸭蛋647毫克、松花蛋608毫克、鸡蛋585毫克、鸭蛋565毫克、鹌鹑蛋515毫克
肉类	鱿鱼871毫克、白水羊头肉591毫克、猪肝(卤煮)469毫克、虾皮428毫克、鸡肝356毫克、猪肝288毫克、墨鱼226毫克、扒鸡211毫克
油类	酥油351毫克、黄油296毫克

减少摄入胆固醇的技巧

多选用不含胆固醇的食品，如五谷类、水果类、蔬菜类、豆类、坚果类（如杏仁、核桃仁等）等。糖尿病患者若经常食用燕麦片、豆类（尤其是大豆）、水果、胡萝卜及生蒜等食品，还可有效降低体内坏胆固醇含量。

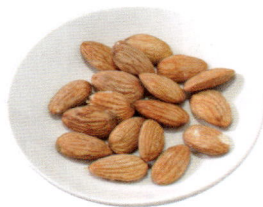

多饮水，预防糖尿病并发症

糖尿病患者多饮水，不仅是对体内失水的补充，还有改善血液循环、促进代谢及消除酮体等作用。此外，饮水可使血浆渗透压下降或恢复正常，起到降血糖的作用。相反，如果限制饮水，就会加重高渗状态，对病情很不利。

多饮水对糖尿病患者至关重要

糖尿病患者多有不同程度的脱水，早期多有口渴，但中后期往往口渴不明显，因此糖尿病患者极容易出现脱水。脱水可导致许多并发症，如糖尿病酮症酸中毒等，严重影响糖尿病患者的预后。因此，多饮水对糖尿病患者至关重要，一般每天至少需要喝 1500～1700 毫升水，大约 6～7 杯（250 毫升的杯子）。

不渴也应饮水

需提醒的是，糖尿病患者因口渴中枢长时间受刺激，对体内缺水的敏感性下降，即使体内已经缺水，往往也没有口渴的感觉。所以，糖尿病患者在无口渴感时，也应适当饮水。当身体急需水时，应饮用纯净水补充，而不应喝茶、咖啡和工业饮料。因为茶、咖啡等含咖啡因的饮料可能会增加尿液的产生，不利于补水；许多工业饮料含大量糖分，更不适合糖尿病患者饮用。

最好饮用温白开水

白开水进入人体后不仅最解渴，而且能促进新陈代谢，起到调节体温、清洁内部脏器等作用。注意不宜喝未煮沸的自来水、隔夜水及久沸或反复煮沸的"千滚水"。

饮水须知

√ 饮水的最佳时间是两餐之间及夜间与清晨，夜间是指晚饭后 45 分钟至睡前一段时间，清晨是指起床至早饭前 30 分钟。

√ 喝水宜少量多次，不要一次猛喝。

一日三餐换成 5~6 餐吃，
让血糖更平稳

为了减轻胰岛负担，糖尿病患者应该合理安排餐次，坚持少食多餐，定时定量进餐。对于注射胰岛素或用口服降糖药治疗病情波动的患者，最好每日进食 5~6 餐，也就是在三次正餐之间加餐 2~3 次，即从三次正餐中匀出一部分食品留作加餐用。这是防止低血糖、控制高血糖行之有效的措施。

少食多餐，血糖更平稳

糖尿病患者比较适宜少食多餐，这样不仅能控制全天摄入的总热量，还可以避免饮食数量超过胰岛素的负担，使血糖不至于猛然升高，而血糖下降时因已进食可以避免低血糖反应。有的患者为了降低血糖想取消早餐，只吃午餐、晚餐，或者认为只要主食量不变，餐次可以随便，这些做法是不可取的。

如何将一天分成 6 顿吃

吃的食物量少，血糖波动当然也随之变小，血糖自会更平稳，但过于频繁的进食不仅不现实、不方便，也会对肠胃造成不良影响，甚至形成心理负担。一般情况下，胃需要 2~3 小时来消化和运送食物。胃空了，才会开始有饥饿的感觉。因此，通常建议糖尿病患者一天进食 6 次，包括早、中、晚三顿正餐，以及上午 10 点左右、下午 3 点左右、晚上 9 点左右进食的 3 次加餐。

需注意的是，3 次加餐和正餐还是有区别的。加餐时进食量应该比正餐少，适宜吃些水果、面包、坚果、肉干之类的零食。此外，在刚开始按照一天 6 顿进餐的时候，由于进食习惯改变较大，最好在每次加餐前后监测血糖。这样有助于糖尿病患者找到合适的加餐量。

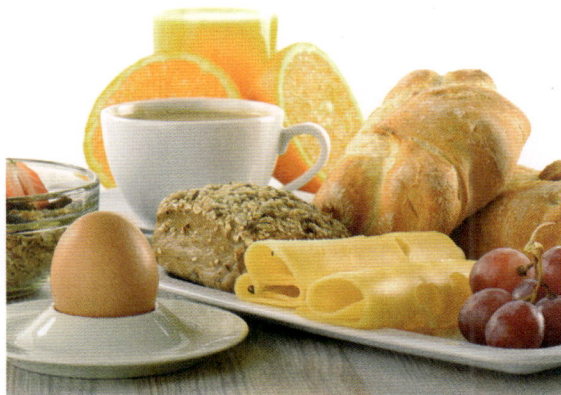

专题　利于降糖不可或缺的维生素和矿物质

1 维生素C

维生素C能降低血清中胆固醇的含量，预防糖尿病合并高血脂。

食品	含量
荠菜（大叶）	72
猕猴桃	62
青椒	59
苦瓜	56
草莓	47
芥蓝	37
菜花	32

单位：毫克

2 镁

镁元素是胰岛素的第二信使，缺镁会阻断胰岛素各种效应的发挥，干扰细胞代谢的正常进行。

食品	含量
西瓜子（炒）	448
荞麦	258
黑豆	243
黄豆	199
杏仁	178
小米	107
莜麦面	62

单位：毫克

3 钙

钙能刺激胰岛 β 细胞，促进胰岛素正常分泌，还能避免并发骨质疏松。

食品	含量
芝麻酱	1170
虾皮	991
黑芝麻	780
豆腐干	447
荠菜	294
海参	285
豆腐	113
牛奶	107

单位：毫克

4 硒

硒元素能明显促进细胞对糖的摄取，具有与胰岛素相同的调节糖代谢的生理活性。

食品	含量
猪肾	157.24
淡菜	120.47
海参	63.93
海虾	56.41
黄鱼（小）	26.71
带鱼	26.63
海蜇	16.6

单位：微克

5 锌

锌元素与胰岛素活性有关，可以影响胰岛素的合成、贮存、分泌以及结构的完整性。

食品	含量
生蚝	71.2
蕨菜（脱水）	18.11
扇贝（鲜）	11.69
牡蛎	9.39
南瓜子（炒）	7.12
山核桃（熟）	7.07
牛肉（里脊）	6.92

单位：毫克

6 铬

铬是胰岛素的辅助因子，可增加胰岛素的效能，促进机体对葡萄糖的利用。

最佳含铬食物

荞麦、小麦、玉米、绿豆、土豆、牛肉、牡蛎、胡萝卜、花生、蘑菇、黑木耳、海带。

Part

2

一日三餐
巧安排，
配出营养食谱

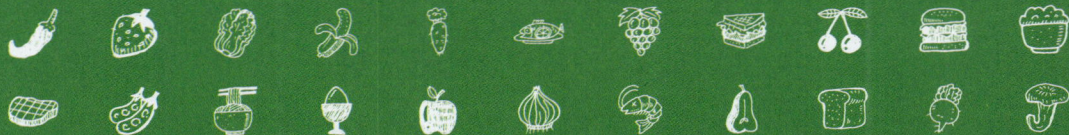

算算一天吃多少

控制血糖就要合理控制饮食，那么如何知道每天应该吃多少种类和分量的食物呢？这就要根据自己的情况计算出总热量，进而合理安排一日三餐。我们以一名 42 岁的男性为例，看看如何计算他一日所需热量。这位男性已患糖尿病 3 年，姓黄，身高 170 厘米，体重 65 千克，从事教师工作。

计算每天所需总热量

第一步，先来计算标准体重

标准体重（千克）＝身高（厘米）－105

如上，黄先生的标准体重 =170-105=65（千克）

第二步，判断现有体重是消瘦还是肥胖

腰围和体重指数（BMI）是用来判断机体肥胖程度的参考数值。 男性腰围 ≥ 90 厘米，女性腰围≥ 85 厘米，为中心型肥胖。

BMI（体重指数）＝现有体重（千克）÷［身高（米）］^{2}

中国成年人体重指数标准表

消瘦	正常	超重	肥胖
<18.5	18.5~23.9	24~27.9	≥28

用得出的体重指数数值，对照"中国成年人体重指数标准表"查询确定体重指数标准。

如上，黄先生的 BMI=65÷1.70^2=22.5，对照"中国成年人体重指数标准表"查询得知，黄先生的体重指数属于正常。

第三步，判断活动强度

活动强度一般分为三种：轻体力劳动、中等体力劳动、重体力劳动，具体的界定方法见"劳动活动强度分级参考表"。

劳动活动强度分级参考表

轻体力活动	教师、售货员、办公室职员、钟表修理工
中等体力活动	学生、司机、电工、外科医生
重体力活动	建筑工、搬运工、伐木工、农民、舞蹈演员

如上，黄先生从事的是教师工作，属轻体力活动。

第四步，计算每日所需总热量

总热量（千卡／日）= 标准体重（千克）× 每天每千克标准体重需要的热量（千卡／千克）

每天每千克标准体重需要的热量可通过查询"成人糖尿病每日热量供给标准表"得知。

成人糖尿病每日热量供给标准表（千卡／千克体重）

劳动活动强度	体重过低	正常体重	超重/肥胖
重体力活动（如搬运工）	45～50	40	35
中体力活动（如电动安装）	40	30～35	30
轻体力活动（如坐式工作）	35	25～30	20～25
休息状态（如卧床）	25～30	20～25	15～20

注：数据参考《中国糖尿病防治指南（2024版）》

通过之前的计算已知，黄先生体重属于正常，从事的是轻体力劳动，查"成人糖尿病每日热量供给标准表"可知，其对应的热量供给值是 25～30 千卡／千克体重，这里取 30，那么，黄先生每日所需总热量 =65×30=1950（千卡／日）。

确定三餐的热量分配比例

　　每日所需总热量计算好后，可以按照自己的饮食习惯，按早、中、晚各占1/3，或早餐1/5，午餐、晚餐各2/5的比例来分配。比例确定之后不能随意更改，严格按照规定进食。

●**举例**

　　在前面的例子中我们计算出了黄先生每日需要的总热量1950千卡，如果按早、中、晚各1/3的比例来分配三餐的热量，即：

早餐的热量 =1950 千卡 ×1/3=650 千卡

午餐的热量 =1950 千卡 ×1/3=650 千卡

晚餐的热量 =1950 千卡 ×1/3=650 千卡

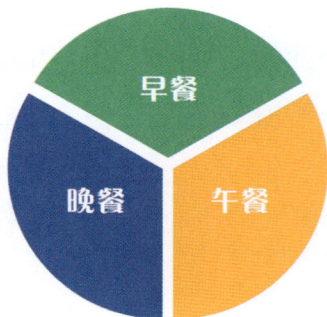

●**举例**

　　黄先生如果按早餐、午餐、晚餐各1/5、2/5、2/5的比例来分配三餐的热量，即：

早餐的热量 =1950 千卡 ×1/5=390 千卡

午餐的热量 =1950 千卡 ×2/5=780 千卡

晚餐的热量 =1950 千卡 ×2/5=780 千卡

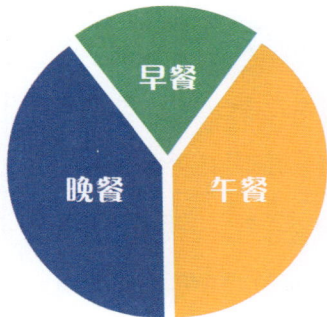

医生悄悄告诉你

一小碗米饭相当于几个食物交换份

　　家庭常用的小饭碗一般都高6厘米（接近3指宽），碗口直径10.5厘米左右（即4寸碗），比一个中等身高（165厘米左右）人的手掌略大，可以容纳一个拳头，容积为250～300毫升。这样略浅的一碗干饭（包括其他五谷杂粮）约3个食物交换份（如果米饭盛满平口，约4个食物交换份），如果盛粥（平口），就是2个食物交换份。

科学安排三餐的主食量

糖尿病患者每日至少进食三餐。每餐最好主食、副食搭配，做到餐餐有碳水化合物、蛋白质、脂肪，既有利于减缓葡萄糖的吸收，促进胰岛素分泌，又符合膳食的要求。在热量上，一日三餐按照一定的比例来分配，并要求定时、定量。

少食多餐不能取代三餐

对于正常人来说，少食多餐一般是指在正常的三餐之间再加入 2~3 餐，加餐并不是正餐，并不需要太多的主食、副食的配合，一些简单的水果、奶类和蛋类就可以了。也就是说，加餐是建立在一日三餐的基础上的，少食多餐并不能取代一日三餐。

计算三餐的主食量

要计算主食量，必须先计算糖尿病患者每天应该摄入多少碳水化合物。碳水化合物的供热比一般为 45%~60%。

例如，黄先生每天需摄入 1950 千卡的热量，我们设定碳水化合物的供热比为 56%，即 1950×56%=1092 千卡的热量由碳水化合物提供。又因为 1 克碳水化合物提供热量 4 千卡，所以此人每天宜摄入碳水化合物 273 克（1092÷4）。

除了主食，奶类、水果及其制品也能提供一些碳水化合物，蔬菜能提供很少量的碳水化合物（肉蛋类、鱼虾类、大豆等高蛋白食品含糖类极少，可以忽略不计）。为简便起见，每日奶类、水果和蔬菜中的碳水化合物总量均按 50 克估算。

本例（总热量 1950 千卡）中，黄先生每天应通过主食提供碳水化合物 223 克（273-50=223）。

用每日应该由主食提供的碳水化合物除以主食中碳水化合物的含量（百分比），即为全天主食摄入量。本例假设 223 克碳水化合物全由谷类提供，谷类中碳水化合物含量多为 75%（干重），则此人每天应摄入谷类约 300 克（223÷75%=297），此为粮食生重。

主食分餐

把上述每日主食按照一定比例分配成一日三餐，如按早餐占 1/5，午餐、晚餐各占 2/5 的比例来分配，则早餐摄入 60 克主食，中餐、晚餐各摄入 120 克主食即可。

加餐后，正餐主食量应减少

糖尿病患者可从三餐匀出少许主食作为加餐用，特别是上午 9 点半到 10 点和晚上临睡前的加餐十分重要。不过，加副餐后，一日三正餐的主食量应相应减少，以免全天总热量超标。

加餐的时间和食物选择

一般说来，加餐的最佳时间段为 9～10 点、15～16 点和 21～22 点。加餐的食物也要有选择，不能随意吃些零食和小吃。上午和下午的加餐可随便一些，水果、全麦面包、饼干都可以；晚间的加餐品种可以丰富一些，除少量主食外，最好吃一些富含优质蛋白质的食物，如鸡蛋、豆腐干、瘦肉、鱼虾等，这些富含优质蛋白质的食物能防止夜间低血糖。

三餐之外如何加餐

每日主食总量不变，一般是从正餐中减少主食，匀出 25～50 克以副食代替，并适当增加低血糖指数的蛋白类食物，如酸奶、豆腐等。

比如，血糖控制较好的糖尿病患者可以安排吃一顿水果，作为加餐，以减少饥饿感，避免低血糖。在下午加餐时，如吃 1/4 个苹果、半根青香蕉、薄薄的一片西瓜，或 5 颗草莓、5 粒葡萄（若草莓和葡萄的个头较大，那就只能吃 1～2 颗），这是每天允许摄入的水果总量。如果每天吃新鲜水果的量达到 200 克，就要从全天的主食中减掉 25 克。晚上睡前加餐时，如吃 500 克的西瓜（包括瓜皮），则晚餐应减掉 25 克主食。

吃哪些副食时尤其注意减少主食

糖尿病患者在吃以下两种副食时，尤其需要减少主食的量。

一种是含糖量过高的副食，如绿豆、红小豆、薏米、白薯等含糖量均在 20% 以上，土豆、山药、芋头、蚕豆、豌豆、慈姑、菱角等含糖量也在 15% 以上，这些食品不宜吃得太多，否则会直接影响血糖，使餐后血糖升高。

另一种是脂肪含量过高的食品，如芝麻酱、蛋黄以及花生、瓜子、榛子、松仁等，摄入过多对控制血糖很不利。所以，糖尿病患者特别是超重或肥胖的糖尿病患者，在较大量进食以上两类副食时应将热量计入全天热量之中，并减少主食的量。

早晨血糖最难控，吃"全"助控全天血糖

主食＋蔬果＋鸡蛋，这样搭配更均衡

一顿早餐若能囊括一份全谷类主食、一份蔬菜、一份水果、1个鸡蛋，就是"营养充足的优质早餐"。而且，一餐混合的食物种类越多，对血糖的影响也就越小。

早餐的主食

早餐的主食可以选择全麦馒头（花卷）、全麦面包代替精加工面粉类食物，选择全麦片或煮玉米（煮白薯）等代替甜麦片、油条等。早餐的主食也可以是饭团或面条。需提醒的是，糖尿病患者的早餐中一定要有主食，不吃主食，更容易发生低血糖。

选择一两种蔬菜

营养早餐应该包含一些含粗纤维的蔬菜，和主食搭配着吃。因为一天中早餐后血糖最难控制，吃主食之前先垫几口蔬菜，然后吃主食，这样主食被其他食物所阻隔，吃进去的速度慢，在胃里的浓度下降，排空速度减慢，就不可能在短时间内吸收大量的葡萄糖到血液当中，造成血糖升高。

选择一种水果

营养早餐还包括一些口味呈酸性和含粗纤维的水果，但不宜空腹食用。较适合的水果，包括青苹果、梨、橙子、柚子、草莓、蓝莓、樱桃等，可作为上午加餐食用。

1个鸡蛋很顶饿

研究发现，早餐摄取蛋类的人，比早餐以大米、面粉等谷物为主的人更不容易饿。原来，鸡蛋进入胃部后，蛋白质的分解过程比碳水化合物的分解要耗时，可延缓胃的排空速度，延长餐后的饱腹感，同时，鸡蛋中的优质蛋白质和脂肪能持续提供热量，不仅让肚子饱的时间更长，还使人整个上午精力充沛。

牛奶或原味豆浆，有助稳定血糖

牛奶、豆浆含蛋白质，能有效补充糖尿病患者一天所需的钙质和优质蛋白质。其血糖生成指数较低，有稳定血糖的作用，两者可以任选一种，作为早餐的"常设项目"之一。

哪种牛奶适合糖尿病患者

建议糖尿病患者饮用低脂牛奶（但若有血脂高、肾功能不良的糖尿病患者，最好喝脱脂牛奶）。因为全脂牛奶的脂肪含量最高（含有约3%的脂肪），热量也高；脱脂牛奶仅含有约0.5%的脂肪（脱脂处理时，脂溶性的维生素A、维生素D、维生素E、维生素K等也会随之流失），且口感不好，也不顶饿。而低脂牛奶的热量不高，口感也好。综上所述，糖尿病患者更适合饮用低脂牛奶。

原味豆浆更健康

牛奶和豆浆的营养各有优势，牛奶含有豆浆中没有的维生素A和维生素D，钙含量也高于豆浆，而豆浆含有牛奶中没有的大豆异黄酮、大豆低聚糖和膳食纤维等保健成分。需注意的是，糖尿病患者在饮用豆浆时不宜加白糖，而适宜饮用原味豆浆。其实，原味豆浆味道也不错，经加热后去除了豆腥味，同时会有一点天然甜味。

另外，长期喝豆浆的人不要忘记补充微量元素——锌。喝豆浆的人若能每天吃一个鸡蛋，就能补充上述营养素的缺失。

> **医生悄悄告诉你**
>
> **不要用"牛奶加鸡蛋"代替主食**
>
> "牛奶加鸡蛋"的搭配虽然蛋白质含量很高，但缺少人体活动所需的碳水化合物，人进食后身体会将部分蛋白质转化为碳水化合物以供能，但这种转化效率较低，并且会增加肾脏的负担。因此，早餐在喝牛奶吃鸡蛋的同时，也要合理摄入主食，以便营养吸收更平稳，维持3~4小时持续供能。

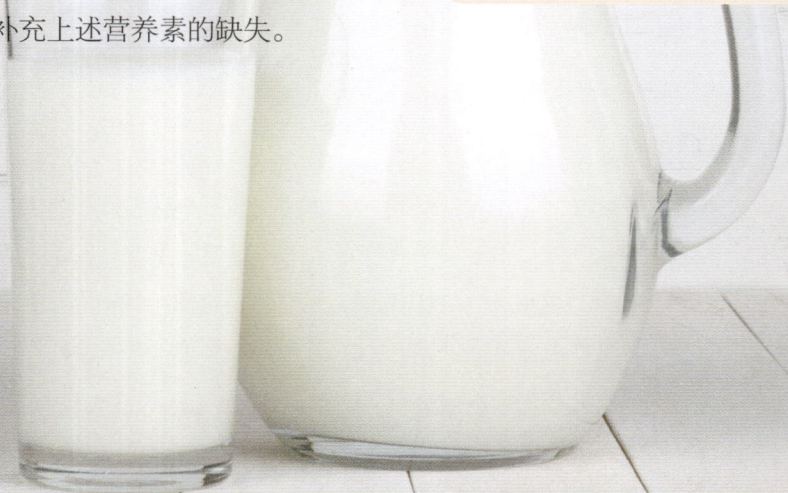

蔬菜以富含粗纤维的为主，既降糖又通便

早餐的蔬菜选择很有讲究，应多选食富含粗纤维的，一方面补充膳食纤维，利于降餐后血糖，另一方面补充膳食纤维，促进肠道蠕动，利于排便。

早餐究竟要吃什么蔬菜

富含粗纤维的蔬菜有芹菜、韭菜、茼蒿、竹笋、芦笋、豆芽菜等，糖尿病患者在早餐中都可食用。在这里推荐热量很低的凉拌芹菜和清蒸芦笋。

✓凉拌芹菜

芹菜150克，香油、醋各3克，大蒜5克

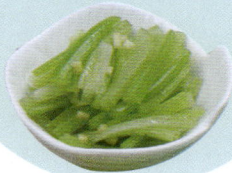

✓清蒸芦笋

芦笋150克，香油、盐各2克，葱、姜各适量

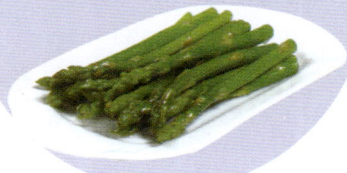

肉包、烧饼和米浆，味美却升糖

中国人的早餐丰富多样，各种馅料的包子、烧饼或米浆等味美飘香，都是早餐店的热门食品。然而，肉包、烧饼、米浆的血糖指数都比较高，容易使血糖上升，不适合糖尿病患者作为早餐食用。

肉包子	烧饼	米浆
（高油，容易过量）	（高油）	（高糖）
替换方案	**替换方案**	**替换方案**
全麦面包	杂粮馒头	豆浆

西式早餐含糖多，全麦面包较健康

西式早餐怎么挑选

西式早餐包含火腿蛋三明治、培根奶酪汉堡、果酱吐司、可颂面包、奶酥面包、奶茶、红茶、橙汁等，经常使用砂糖、糖粉、糖浆等精制糖，容易造成血糖

波动。另外，这些西式早餐所含的反式脂肪，也不利于心血管健康。

所以吃西式早餐时，主食部分，果酱吐司可换成全麦吐司或煎蛋吐司；经多重加工的可颂面包和奶酥面包，则可更换为全谷杂粮面包。饮料部分，首选低脂牛奶，若想喝茶，应选择无糖奶茶，或者无糖红茶。

全麦面包怎么选购

首先，看配料表。排在第一位的应该是全麦粉，有的面包可能是小麦粉加全麦粉（或加麸皮），实际上真正的全麦面包一定要包括小麦的谷壳、麸皮以及胚乳和胚芽，三部分齐全的全麦粉才是最为合格的全麦面包的制作原料。

其次，观颜色和麸皮。一般来讲，全麦谷物在研磨完之后的颜色是棕褐色的。另外，全麦面包可以清晰地从面包上看到均匀分布的小颗粒状麸皮（不仅仅是在面包外层看到，面包内部也能看到）。

第三，尝口感。粗粮食品在吞咽时会有"拉嗓子"的感觉，全麦面包也有这种特点，因为麸皮是不可溶性膳食纤维。有的全麦面包颜色呈棕褐色但是口感细腻，往往是添加了焦糖色素，以此"冒充"全麦面包。

用奶酪和三文鱼代替火腿和培根

火腿和培根不行

除了肉，火腿在生产过程中会加入淀粉、植物蛋白（大豆蛋白）、卡拉胶等辅料和添加剂，所以火腿的热量并不低。所以，糖尿病患者应少吃火腿。培根中磷、钾、钠的含量高，还含有脂肪、胆固醇、碳水化合物等成分，算是高油高脂高盐食物，糖尿病患者应少吃。

奶酪和三文鱼相对健康

奶酪中的脂肪能更好地促进身体对其他食物中钙成分的吸收，一片优质纯奶酪中富含的钙、蛋白质和维生素A甚至能和一杯牛奶相媲美。不过，奶酪含有饱和脂肪，不宜过量食用，西式早餐放上1~2片就可以了。

早餐如能加上一份富含优质蛋白的瘦肉或鱼肉，能增强"饱腹感"。三文鱼、金枪鱼等深海鱼富含 ω-3 不饱和脂肪酸，有助于保护心脑血管。早餐的全麦面包中加上1~2片熏三文鱼肉，就是营养和美味兼收的搭配。

10：00 左右水果加餐

一般来说，即使六七点的早餐吃得不错，到上午 10 点左右，储存的糖原也差不多用完了，这时就需要加餐。糖尿病患者可以用水果作为一次加餐。

适合加餐的水果

上午加餐应多选呈酸性和富含粗纤维的水果。因为水果酸度越高，对血糖的影响越小；粗纤维对控制血糖有帮助。较适合的水果，包括青苹果、梨、橙子、柚子、草莓、蓝莓、樱桃等。现提供以下几个方案。

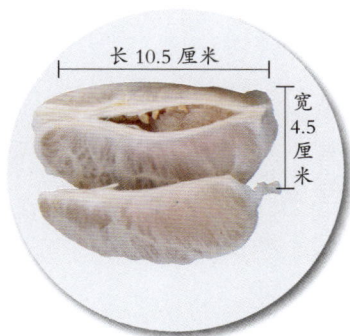

长 10.5 厘米　宽 4.5 厘米

长 13 厘米　宽 9.3 厘米

约300克柚子（2瓣）　　　　　　　约250克梨子（1个）

方案一

选用2瓣柚子（300克，可食部分约200克）作加餐，但上一餐要减少25克主食。

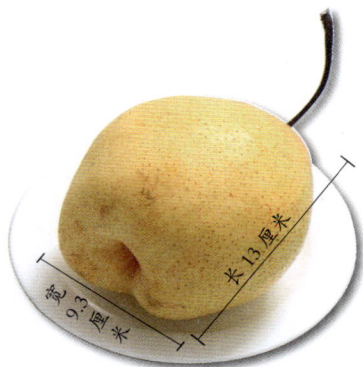

方案二

选用1个中等大小的梨（250克，可食部分约200克）作加餐，同样的上一餐要减少25克主食。

加餐后水果和主食互换

当然，进食水果后，需扣除相应主食量，以保持总热量不变。例如，25 克大米可以和 1 个梨或苹果交换，也可以和 20 颗葡萄、1 个桃子、2 小块西瓜、2 个橘子交换。

下午四五点血糖有高峰，吃"杂"更控糖

全谷杂粮占一半，降餐后血糖

中餐吃主食应讲究粗细搭配，以补充一天所需的膳食纤维，从而降低餐后血糖。然而，粗细搭配的比例是多少呢？全谷杂粮怎么吃最健康呢？

全谷物 ≠ 粗粮

全谷物是指脱壳之后没有精制的粮食种子，因为完全保留了谷粒麸皮、胚芽和胚乳，能为人体提供更多的蛋白质、膳食纤维和其他必要的维生素以及矿物质（在同等重量、同样能量的情况下，全谷可提供相当于白米3倍以上的维生素 B_1、维生素 B_2 和钾、镁等矿物质）。大部分粗粮都属于全谷，比如小米、大黄米、高粱米、各种糙米（包括普通糙米、黑米、紫米、红米等）；比如小麦粒、大麦粒、黑麦粒、荞麦粒，也包括已经磨成粉或压扁压碎的燕麦片、全麦粉等。只要不把种子外层的粗糙部分和谷胚部分去掉，保持种子原有的营养价值，都叫作全谷。

不过，有些粗粮并不属于全谷。比如玉米碎，它是粗粮。还有些食品不属于谷物，但也可以当粮食吃，且没有经过精磨，称为"杂粮"，如绿豆、红小豆、芸豆、干豌豆等。

粗细比例多少合适

对普通成人而言，全谷（粗粮）杂粮应该占到谷类食物的 $1/3 \sim 1/2$，有特殊情况的（如糖尿病、便秘和血脂异常患者）甚至应该占到一半以上。所以，不要以为随随便便搭配点粗杂粮就做到了粗细搭配。

全谷杂粮这样吃更健康

全谷杂粮可以和白米一起煮饭或煮粥吃，如中餐可用糙米、绿豆、红小豆和白米各占一半煮饭。同时为了均衡营养，应搭配蛋白质、矿物质丰富的食品以帮助吸收。另外，全谷杂粮中的纤维素需要有充足的水分作后盾，才能保障肠道的正常工作，因此吃完粗粮要多喝水。

吃适量的鱼肉、禽肉和精畜肉，饿得慢

按照合理的饮食标准，每人每天最好吃一次肉，而且最好在午餐时吃。鱼肉、禽肉和精畜肉（瘦肉）含有丰富的优质蛋白质，适量进食会增强饱腹感，使糖尿病患者不易饿。

营养午餐应该荤素搭配

主食上做到粗细搭配了，副食上应做到荤素搭配，这样营养更均衡。

在吃荤方面，建议糖尿病患者常吃鱼肉、禽肉和瘦肉（猪瘦肉、牛瘦肉皆可），可多换换花样吃，比如今天中餐吃两个鸡腿，明天中餐吃一份烤牛排，后天中餐吃一份清蒸鱼。

至于肉类的烹调方法，应该统一遵循"低脂"的原则，涮肉、蒸肉、烤肉（温度不过高）三种吃法，不会增加额外的脂肪，还能去除部分肉类中本身含有的脂肪，比较健康。也可以把瘦肉切成肉丁、肉丝和青菜一起炒。

吃肉巧选部位

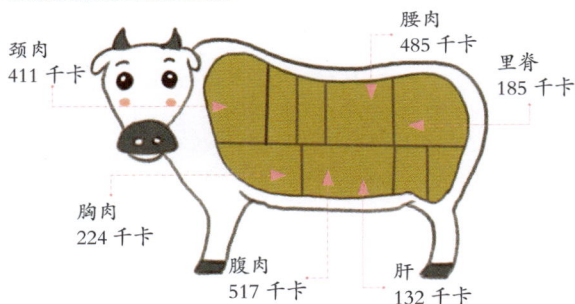

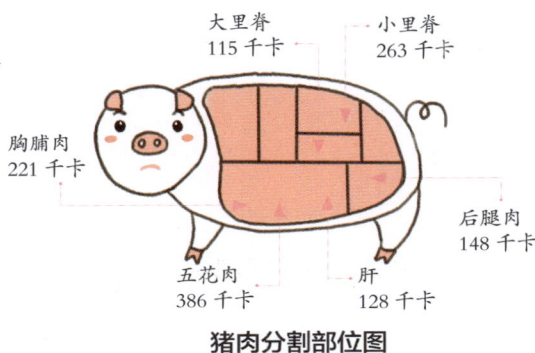

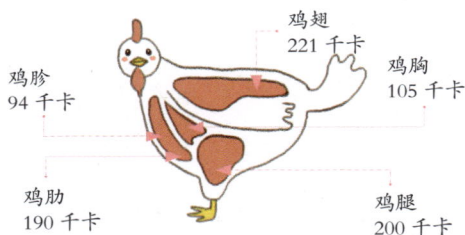

颈肉
411 千卡

腰肉
485 千卡

里脊
185 千卡

胸肉
224 千卡

腹肉
517 千卡

肝
132 千卡

牛肉分割部位图

大里脊
115 千卡

小里脊
263 千卡

胸脯肉
221 千卡

后腿肉
148 千卡

五花肉
386 千卡

肝
128 千卡

猪肉分割部位图

鸡翅
221 千卡

鸡胸
105 千卡

鸡胗
94 千卡

鸡肋
190 千卡

鸡腿
200 千卡

鸡肉分割部位图

图中的热量按每 100 克可食部计

豆制品是肉类的最佳替代品

如果中餐没有肉，或者正处特殊时期暂时不能吃肉时（如处于痛风急性发作期的糖尿病患者），可用豆类食品来代替，以提供优质蛋白质。

豆制品，餐桌上的蛋白大王

大豆的蛋白质含量在 35% 以上，具有其他食物不可比拟的优势，而肉中蛋白质含量也只有 10%～20%。大豆的蛋白质和谷类蛋白质可以起到互补作用，在进食大豆制品的同时吃谷类食物，蛋白质的利用率就更高了。

物美价廉的豆制品备受推崇，被称为"蛋白大王"，还含有丰富的铁和锌。豆制品在营养结构上和肉类、家禽、鱼很相似，正因为这样有些人把豆腐、豆浆、豆腐脑等豆制品看成是肉类的替代品。经常吃些豆制品，既可改善膳食的营养供给，又可避免吃肉类过多带来的不良影响，因为豆类胆固醇含量远远低于鱼、肉、蛋、奶。

豆制品应吃多少

《中国居民膳食指南》建议每人每天摄入 15～25 克大豆或相当量的豆制品。注意，如果早上喝豆浆，其他豆制品食用量还要略减。

> **医生悄悄告诉你**
>
> **红小豆、绿豆不属于大豆制品**
>
> 大豆制品主要是指黄豆、黑豆和青豆及其制品，一般不包括绿豆、红小豆、豌豆、蚕豆、芸豆等淀粉豆。这两类豆的营养构成有很大区别，淀粉豆蛋白质含量不如大豆高，且其氨基酸构成不如大豆合理，不属于优质蛋白；淀粉豆也不含大豆异黄酮等有益成分，其淀粉含量高，营养更接近粮食。当然，淀粉豆类营养也不错，可以部分替代主食。

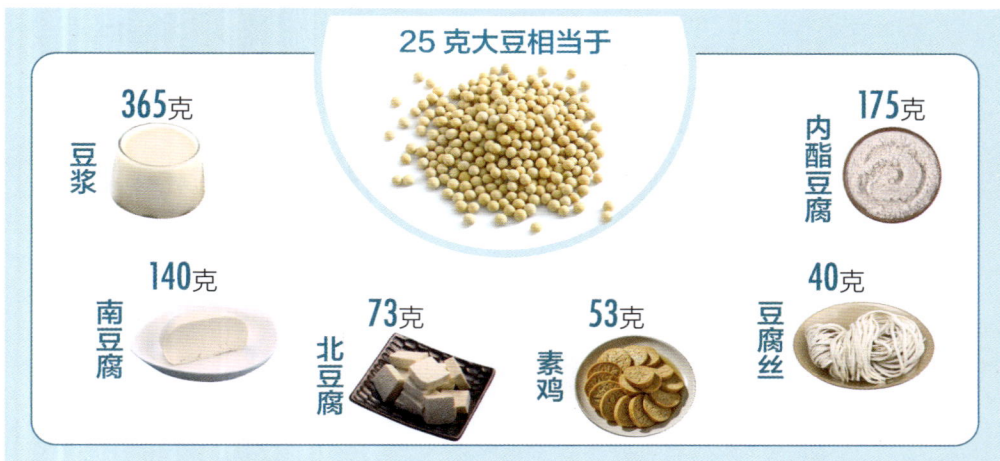

25 克大豆相当于

豆浆 365克

内酯豆腐 175克

南豆腐 140克

北豆腐 73克

素鸡 53克

豆腐丝 40克

多吃深绿色带叶蔬菜，有助控糖

蔬菜是糖尿病患者餐食的重要组成部分，尤其是绿叶蔬菜吃得多，不仅有助于控糖，还能帮助降低多种癌症和心脑血管疾病的发生危险。这种好处是吃水果难以替代的。

哪些蔬菜属于深绿色叶菜

常见的深绿色蔬菜，如油菜、菠菜、荠菜、西蓝花、圆白菜、空心菜等含有丰富的 B 族维生素、维生素 C 和多种矿物质，营养价值较高。建议糖尿病患者每天吃够四两（200 克）以上的深绿色叶菜，从而可以延缓餐后血糖的上升。

要想不犯困，最好多吃点绿叶菜

一项医学研究表明，午后犯困与餐后血糖水平升高有关。血糖水平升高抑制了人脑中保持清醒和警觉的神经元，使得大脑处于疲劳状态，人体则出现困倦。

由蛋白质和蔬菜组成的午餐，如新鲜的鱼、鸡、海鲜、豆腐中含有大量酪氨酸，对大脑保持敏锐的思维以及清醒程度起决定性作用；而深绿色高纤维蔬菜，如芥菜、芹菜、菠菜、空心菜等，有助于改善脑部供氧和提升下午的精神状态。人体缺钾也容易出现爱打盹儿的现象，因此午餐宜多食含钾丰富的蔬菜，如菠菜、苋菜、香菜、芹菜、莴笋、毛豆等。

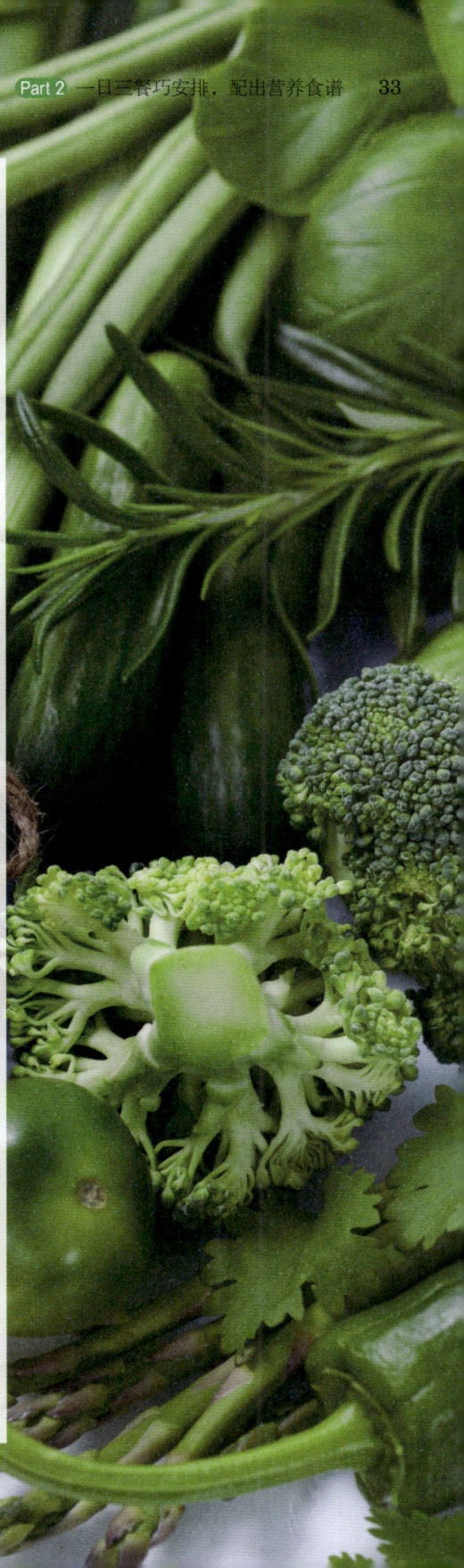

搭配菌菇类，帮助降脂降压

联合国粮农组织曾提出"一荤一素一菇"健康准则。《中国居民膳食指南》中建议一般成人每天摄入 300～500 克蔬菜（生重），其中包括菌藻类。食用菌含有一类具有特殊健康价值的成分——菌类多糖。菌类多糖被证明具有提高免疫力、调节血脂、抗癌、抗血栓等作用，能够保护胰岛 β 细胞，调节葡萄糖代谢，且食用菌所含的维生素 D 与防治 2 型糖尿病有关。

糖尿病患者适合吃什么菇

香菇：有降血压的疗效。取 4～5 个香菇，洗净后放在温水中浸泡一夜，第二天早上，将泡香菇的水煮沸后喝掉，可以降血压。

鸡腿菇：很适合糖尿病患者，可以降血压，调节血脂，预防动脉粥样硬化。

平菇：平菇中含有能维持人体正常葡萄糖耐量的微量元素铬，它可以提高胰岛素的效率，促进糖代谢的正常进行。

黑木耳：黑木耳具有减少血液凝块、降低血黏度、抗脂质过氧化的作用。

竹荪：竹荪中还含多种酶和高分子糖，具有很高的药用价值。常食用竹荪有利于高血压、高血脂、糖尿病等疾病的防治。

草菇：适合任何人群，可以清除体内毒素。

食用注意事项

各种菌菇类食物还有其各自独特的功效，若配以合适的烹调方式，可以使菌菇类食物的营养功效得到充分发挥。值得一提的是，食用菌菇类食物时，一定要清洗干净，并购买质量合格的产品，不能轻易采摘野生菌食用，以免发生食物中毒。

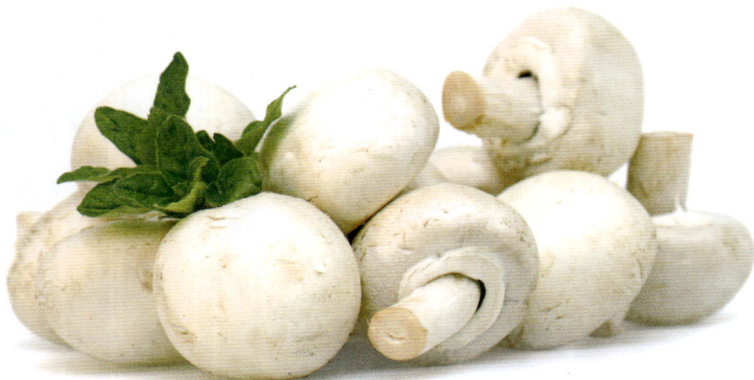

15:00 左右，低糖蔬菜 / 坚果加餐

糖尿病患者 15:00 左右加餐能及时补充人体代谢需要，发挥平稳调节血糖的作用。建议上班族糖尿病患者选择低糖蔬菜、少量坚果等作为加餐。

适合加餐的水果

糖尿病患者可用黄瓜和番茄代替水果来加餐。因为它们不但含糖量低，而且富含维生素 A、维生素 C 以及大量的矿物质、细纤维等，既充饥解渴、补充营养，又不增加热量。现提供以下几个方案。

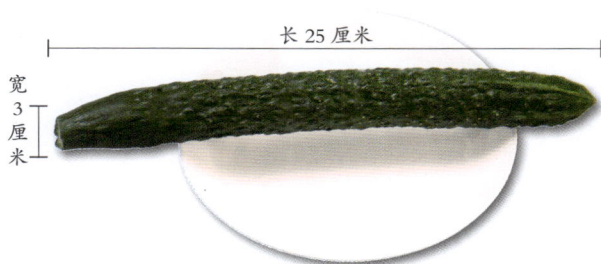

长 25 厘米

宽 3 厘米

长 5.9 厘米

宽 5.9 厘米

约300克黄瓜（1根）

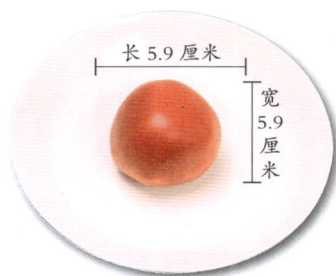

约110克番茄（1小个）

方案一

选用1根黄瓜(200克，可食部分约184克) 作加餐，并计入一日总热量中。

方案二

选用1个小番茄(110克，可食部分约107克)作加餐，并计入一日总热量中。

适合加餐的坚果

下午也可选用核桃仁、西瓜子、开心果、杏仁等坚果加餐，但要计入总热量中。

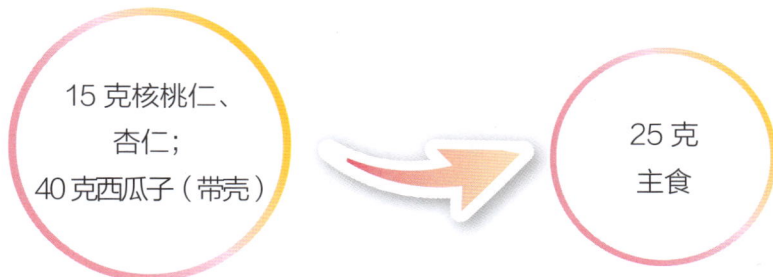

15 克核桃仁、杏仁；
40 克西瓜子（带壳）

25 克
主食

晚上给胰岛细胞减负，
吃"少"更健康

晚餐过饱，加重胰岛细胞负担

中老年人如果长期晚餐过饱，反复刺激胰岛素大量分泌，往往造成胰岛 β 细胞负担加重，进而衰竭，加重糖尿病。

不合理的晚餐埋下隐患

晚餐与肥胖：晚餐吃得过饱，一般活动又少，热能消耗很低，多余的热量在胰岛素的作用下大量合成脂肪，逐渐使人发胖。

晚餐与糖尿病：中老年人如果长期晚餐过饱，反复刺激胰岛细胞大量分泌胰岛素，往往就会造成胰岛 β 细胞负担加重，进而衰竭，诱发糖尿病。

晚餐与冠心病：晚餐摄入过多热量可引起血胆固醇增高，过多的胆固醇被运载到动脉壁堆积起来，成为诱发动脉粥样硬化和冠心病的一大原因。

晚餐与尿道结石：结石与晚餐时间太晚有关。

晚餐与肠癌：睡眠时肠蠕动减少，又相对延长了这些物质在肠腔内停留的时间，促进大肠癌发病率增高。

晚餐与高血压：晚餐过多进食肉类，不仅会增加胃肠负担，而且还会使血压猛然上升，引起高血压。

晚餐怎么吃得好、吃得健康

晚餐要吃得好、吃得健康也不是什么难事。首先，晚餐不宜过饱，以自我感觉不饿为度，具体吃多少依每个人的身体状况而定。晚餐的时间最好安排在下午6点左右，尽量不要超过晚上8点。

此外，上班族糖尿病患者午餐大多在外吃盒饭，晚餐更要吃好。这里，给工作强度大的脑力劳动者推荐一个晚餐营养食谱：100克清蒸鲫鱼或素烧豆腐、200克凉拌菠菜、一个玉米面窝头、一小碗紫菜汤（不要加虾皮）。

晚餐偏素防并发症

糖尿病患者的晚餐一定要偏素，以粗粮、蔬菜为主，以补充碳水化合物，而脂肪类吃得越少越好，甜点、油炸食物尽量不要吃。如果晚餐吃得油腻，摄入的热量高，热量消耗不掉就会储存在体内，使人难以入眠，也不利健康。

晚餐不过荤

晚餐一定要偏素，以富含碳水化合物的食物为主，而蛋白质、脂肪类吃得越少越好。若脂肪吃得太多，可使血脂升高。研究资料表明，晚餐经常吃荤食的人比吃素者的血脂要高2~3倍。碳水化合物不仅可在人体内生成更多的血清素，发挥镇静安神的作用（对失眠者尤为有益），而且还可以防止产生饥饿感。

晚餐清淡为主

晚餐宜清淡，以蔬菜等素食为主，应有两种以上的蔬菜，既增加维生素，又可以提供纤维素。烹调以蒸、煮、烩、炖为佳，宜少用煎、炒、烹、炸。可常吃些以素菜为主的带馅食品，如饺子、包子、馄饨以及打卤面等，既容易消化，营养也比较全面。也可以少量吃一些健康的肉类。

晚餐不宜过咸

过量盐分摄入是诱发与加重高血压的重要因素，特别是并发高血压、心脏病、肾脏疾病和水肿等病症的糖尿病患者，更应该吃得清淡些，每天食盐量控制在5克以下最好，必要时还应吃无盐饮食。

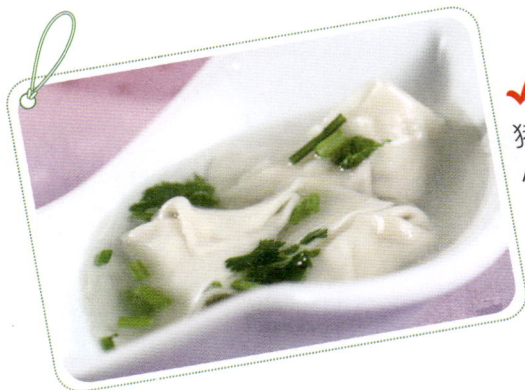

✔ **馄饨**
猪肉（肥瘦相间）80克，小麦面粉70克，小白菜200克，鸡蛋清1/2个，香菜叶10克。

主食混入少量粗粮，改善糖耐量

晚餐应选择富含纤维素和碳水化合物的食物，所以混入少量粗杂粮，能改善糖耐量，降低胆固醇，促进肠蠕动，防止便秘，对糖尿病患者很有好处。而且粗粮带来的饱腹感，有助于预防糖尿病患者夜间出现低血糖。

晚餐适合吃什么粗粮

糖尿病患者晚餐适宜吃莜麦面、荞麦面、燕麦面、玉米面、小米、燕麦及杂豆等粗粮，这些粗粮都含有较多的微量元素、维生素和膳食纤维，对改善葡萄糖耐量、降低血脂都有良好的作用。

最好选不胀气、促睡眠的粗粮（比如黄豆晚上吃容易胀气，不利于睡眠），如小米、燕麦等。

根据体质来选粗粮

身体状况	适合主食
胃肠不好	小米、大黄米和糙米
血脂高或身体肥胖	燕麦、玉米
贫血	小米、黄豆
体质较热	荞麦、绿豆
容易水肿	红小豆、薏米

讲究吃的方法

晚上吃粗粮一定要讲究吃的方法。比如，多种粗粮混合着吃，或二合一，或三合一。主食品种要经常变换，使粗粮既好吃，又营养均衡。例如，牛奶加燕麦片粥、金银卷（白面、玉米面）、二米饭（大米、小米）、三合面糕（白面、豆面、玉米面）等，大家可以试试。

当然，晚餐也可以喝点小米粥，喝粥前最好吃点主食，或者在粥里加点豆类、玉米、燕麦等粗粮，使血糖上升速度变慢。

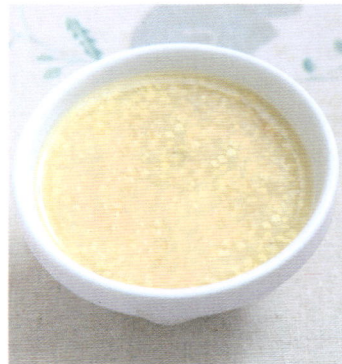

晚餐喝点小米粥有助于入眠

蔬菜选富含低纤维的更助眠

相对于早餐选食高纤维的蔬菜来说，晚餐应选食低纤维蔬菜，这样有助于消化，减轻胃的负担。中医认为，胃和则寝安。晚上胃不闹腾，人就会睡得更香。

晚餐应有两种以上的蔬菜

晚餐中应含有两种以上的蔬菜，既增加维生素，又可以提供纤维素。可以以一些含软、细纤维的蔬菜为主，如萝卜、冬瓜、嫩菜心、茄子、黄瓜、去皮的番茄等。

低脂又美味的绿叶菜吃法

晚餐要想吃得不油腻，绿叶蔬菜可以这么做：先烧水，烧开后放入1勺油和1勺盐（盐有助于蔬菜保持绿色，在北方碱性水条件下可以省略），把蔬菜洗净，分批放进滚沸的水里，盖上盖子焖大约半分钟。再次滚沸后立刻捞出，摊在大盘中晾凉。

在锅中加1勺油，按喜好炒香调料（如葱、姜、蒜等），加入2勺水，再加鲜味酱油或豉油2勺，淋在菜上即可。或者用冷调法，用酱油或盐、醋、香油来拌。按喜好可以加入胡椒粉、辣椒油、鸡精、熟芝麻等以增加风味。这种方法简便快速，菜色鲜亮，脆嫩爽口，不会让菜变韧难嚼。

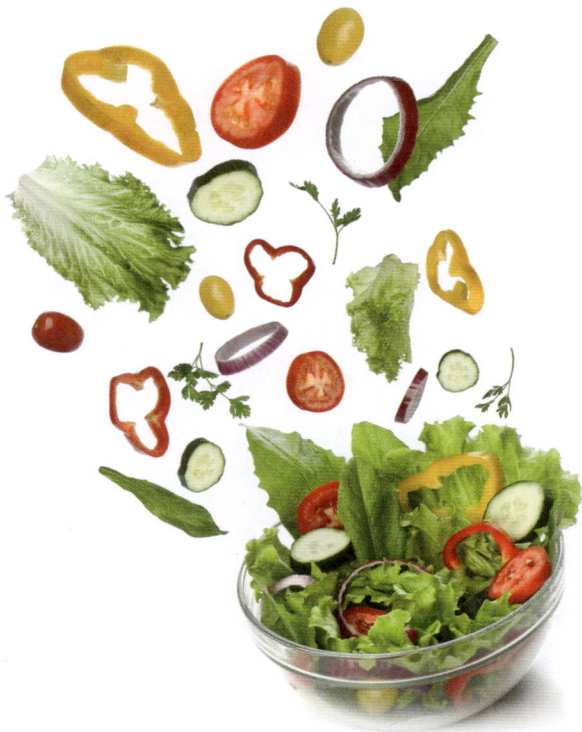

21:00 左右，豆腐干／鸡蛋加餐

糖尿病患者晚餐后的加餐十分重要，一方面可有效预防夜间低血糖的发生（夜间低血糖会刺激体内升高血糖的激素发挥强烈作用，易发生清晨及早饭后显著高血糖），另一方面可以减轻一部分人因晚餐距睡觉时间较长而致的饥饿感。

小心夜间低血糖

糖尿病患者不仅要留心高血糖，还要特别注意夜间血糖过低。英国谢菲尔德大学和美国华盛顿大学圣路易斯分校的研究人员最近公布了一项研究结果，如果2型糖尿病患者晚上血糖过低，会导致心跳异常，且多数患者并未觉察到异常的出现，严重时可能会致命。为了预防夜间低血糖的发生，糖尿病患者在晚上9点左右，可适当加餐。

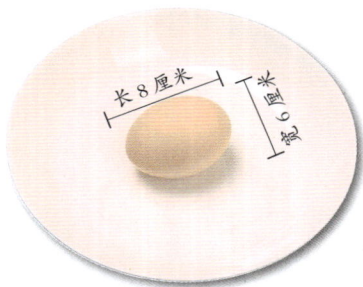

约60克鸡蛋（1个）

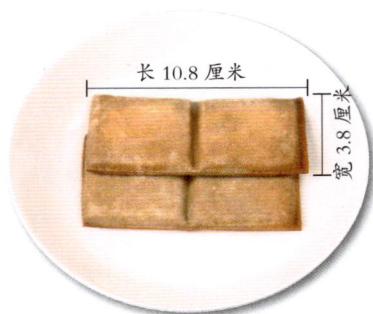

豆腐干（2块）

方案一

1个鸡蛋（约60克，带壳水煮）作加餐。

方案二

2块豆腐干（1块豆腐干30克）。

适合加餐的食物

临睡前的加餐，可吃些主食或鸡蛋、豆腐干等吸收缓慢的含蛋白质多的食物，这对防止后半夜低血糖极为有利，因为蛋白质转化为葡萄糖的速度缓慢。

全天不同热量食谱推荐

> **1200～1300** 千卡
> **全天带量食谱**

早餐
共475千卡

> **馒头** 100 克（熟重）
> **小米粥** 小米 25 克
> **煮鸡蛋** 1 个
> **紫甘蓝拌菜**
> 紫甘蓝 200 克、绿豆芽 50 克、青椒 60 克、香油 3 克

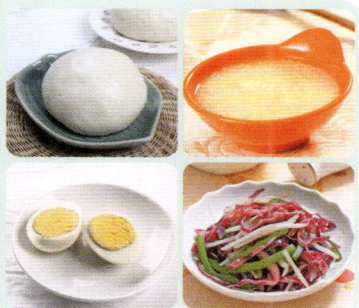

午餐
共520千卡

> **米饭** 200 克（熟重）
> **草鱼炖豆腐** 草鱼块 150 克，豆腐 100 克，冬笋片和雪菜共 10 克，大蒜少许，植物油 2 克
> **香菇油菜**
> 香菇 50 克、油菜 150 克、植物油 2 克

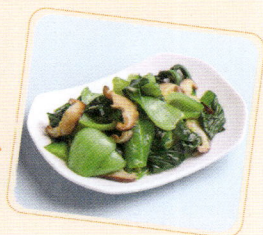

下午加餐 小番茄 100 克

晚餐
共292千卡

> **美味面片** 面片 100 克、虾 30 克、甜面酱 1 小匙、花椒粉少许、植物油 2 克
> **拌菠菜** 嫩菠菜 200 克、水发海米 20 克、香油 2 克

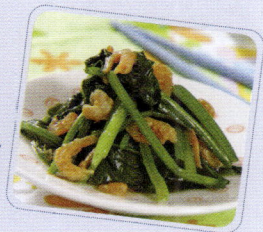

睡前加餐 苹果 100 克

1400～1500千卡
全天带量食谱

早餐
共411千卡

馒头　75克
茶鸡蛋　1个
豆腐脑　200克
牛奶　250克

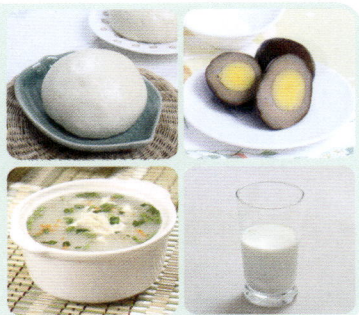

午餐
共495千卡

米饭　　130克
芹菜烧胡萝卜　芹菜200
克、胡萝卜100克、火
腿40克、植物油3克
番茄汤　番茄100克、
香油2克
炒鲜蘑　鲜蘑菇100克、
植物油3克

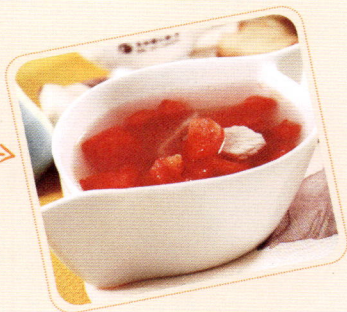

下午加餐　梨100克

晚餐
共545千卡

馄饨　面粉50克、肉末
25克
玉米面窝头　35克
炒生菜　生菜200克、
蚝油3克
炒三丁　莴笋100克、
豆腐干50克、胡萝卜
20克、植物油4克

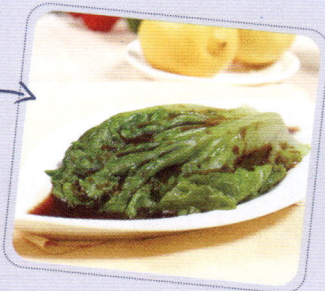

睡前加餐　苹果100克

1600～1700千卡 全天带量食谱

早餐 共335千卡 ＞

全麦面包 4 片（熟重）
无糖酸奶 125 克
煮鸡蛋 1 个
番茄 150 克

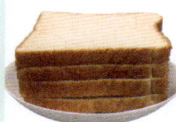

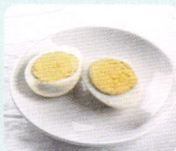

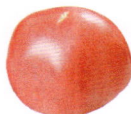

午餐 共835千卡 ＞

米饭 大米 100 克
木耳炒白菜 黑木耳 10 克、白菜 150 克、猪瘦肉 25 克、植物油 4 克
肉末豇豆 瘦肉末 50 克、豇豆 150 克、植物油 4 克

下午加餐 豆腐干 50 克

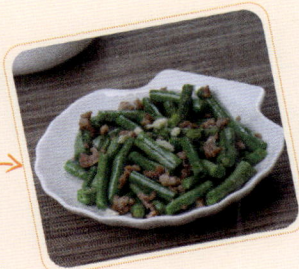

晚餐 共499千卡 ＞

玉米面发糕 玉米面 25 克、面粉 50 克
香菇油菜 鲜香菇 50 克、油菜 100 克、河虾 5 只、植物油 4 克
黄瓜拌海蜇 黄瓜 150 克、海蜇皮 100 克、香油 4 克

睡前加餐 草莓 100 克

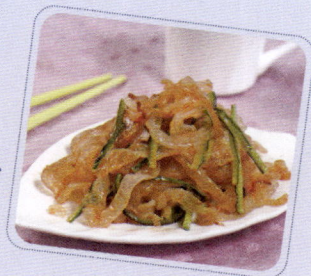

1800～1900千卡
全天带量食谱

早餐
共383千卡

> 豆浆 200 克
> 馒头 面粉 75 克
> 煮鸡蛋 1 个
> 生黄瓜 150 克

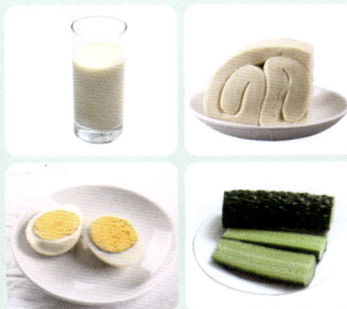

午餐
共700千卡

> 荞麦饭 大米 75 克、荞麦 25 克
> 兔肉炒圆白菜 兔肉 50 克、圆白菜 150 克、植物油 5 克
> 口蘑烧菜花 口蘑 50 克、菜花 150 克、植物油 5 克
>
> **下午加餐** 西瓜100 克

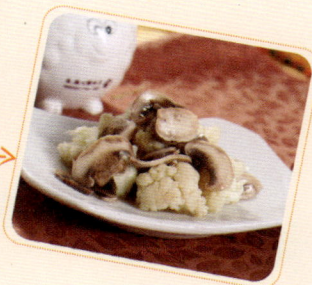

晚餐
共763千卡

> 发糕 面粉 75 克、玉米面 25 克
> 炝腐竹青椒 干腐竹 30 克、青椒 150 克、香油 5 克
> 肉炒洋葱 牛瘦肉 50 克、洋葱 150 克、植物油 5 克
>
> **睡前加餐** 猕猴桃100 克

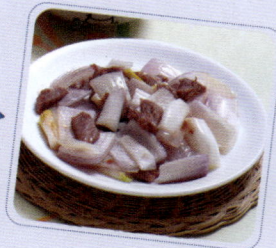

2000~2100千卡
全天带量食谱

早餐
共544千卡

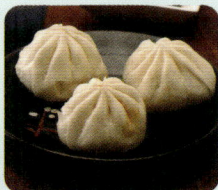

茴香肉包
面粉 100 克、茴香 150 克、
猪瘦肉 50 克、植物油 4 克

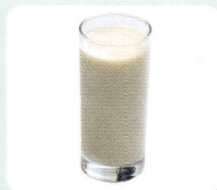

豆浆 400 克

午餐
共862千卡

二米饭 小米 25 克、大米
100 克
圆白菜排骨汤 圆白菜
150 克、排骨 150 克、植
物油 4 克
黄瓜拌金针菇 黄瓜 100
克、金针菇 25 克、香油
3 克

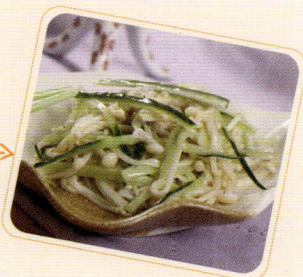

下午加餐 桃 100 克

晚餐
共668千卡

馒头 面粉 125 克
番茄鸡蛋汤 番茄 150 克、
鸡蛋 1 个、香油 4 克
蒜薹炒肉 蒜薹 150 克、猪
瘦肉 25 克、植物油 4 克

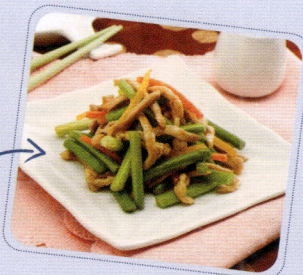

睡前加餐 草莓 100 克

食物交换份法，
配出个性化食谱

学会应用食物交换份

食物交换份法是营养学上的一个概念，凡能提供 90 千卡热量的食物即为 1 个交换份。换句话说，每个食物交换份的食物所含的热量都是 90 千卡，但其重量可以不同。例如：

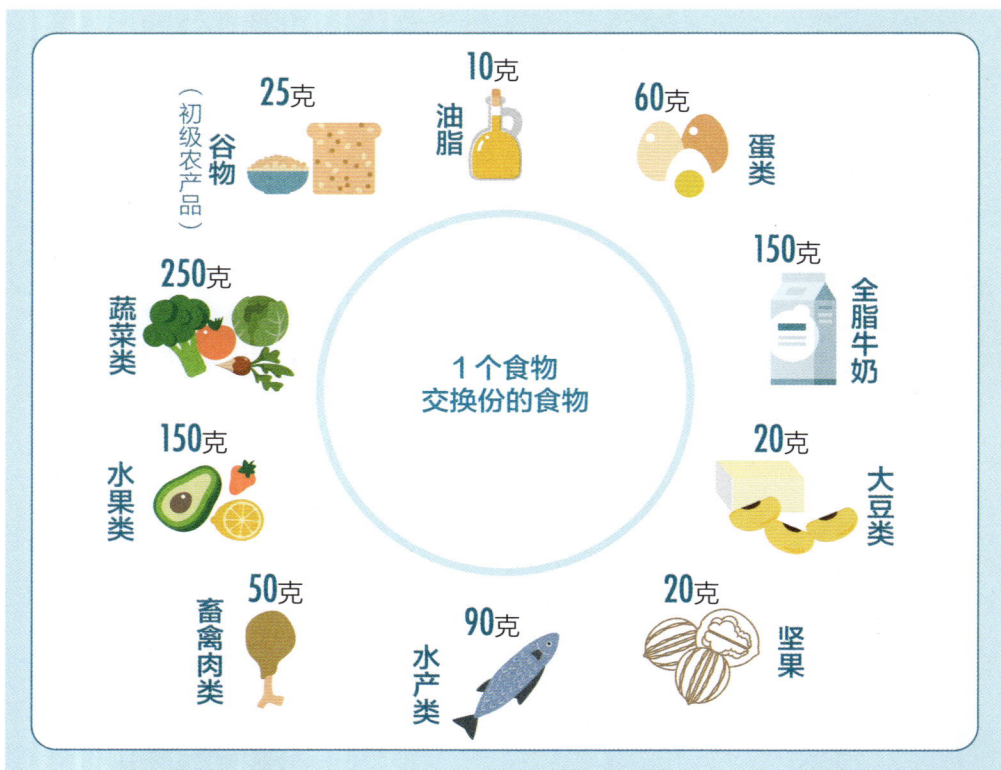

25克 **谷物**（初级农产品）

10克 **油脂**

60克 **蛋类**

150克 **全脂牛奶**

250克 **蔬菜类**

1 个食物交换份的食物

20克 **大豆类**

150克 **水果类**

20克 **坚果**

50克 **畜禽肉类**

90克 **水产类**

运用食物交换份法，可以在保持热量不变的前提下，比较自由地选择不同的食物，使饮食不再单一。但是需要注意的是，进行食物交换时，要在同一类食物中进行等份交换，比如谷薯类之间互换、肉蛋类之间互换等。掌握了食物交换的法则后，糖尿病患者可根据病情，在原则范围内灵活运用。

等值谷薯杂豆类食物交换表

每一交换份谷薯杂豆类食物提供热量 90 千卡、蛋白质 2.5 克、脂肪 0.5 克、碳水化合物 19 克。

食物	重量 / 克
大米、面粉、玉米面	25
糙米、全麦、高粱、小米、荞麦、黄米、燕麦	25
绿豆、赤小豆、芸豆、蚕豆	25
粉条、粉丝	25
馒头、花卷、大饼、烧饼	35
大米饭	75
土豆、山药、芋头	100

等值蔬菜类食物交换表

每一交换份蔬菜类食物提供热量 90 千卡、蛋白质 4.5 克、脂肪 0.7 克、碳水化合物 16 克。

食物	重量 / 克
油菜、芹菜、菠菜、苋菜、茴香	300
白菜、圆白菜、娃娃菜、菜花、竹笋	330
茄子、番茄、柿子椒、辣椒、西葫芦、黄瓜、丝瓜、南瓜	375
胡萝卜、白萝卜	300
鲜香菇、平菇、金针菇	275
干香菇、干木耳、干茶树菇	30
豇豆、扁豆、四季豆、刀豆	250

等值水果类食物交换表

每一交换份水果类食物提供热量 90 千卡、蛋白质 1 克、脂肪 0.6 克、碳水化合物 20 克。

食物	重量 / 克
橘子、橙子、柚子、柠檬	200
苹果、梨、桃、樱桃、西瓜	175
葡萄、石榴、桑葚、草莓、猕猴桃	150
鲜枣、芒果、荔枝、香蕉、榴莲	75
葡萄干、杏干、苹果干	25

等值禽畜肉类食物交换表

每一交换份禽畜肉类食物提供热量 90 千卡、蛋白质 8 克、脂肪 6.7 克、碳水化合物 0.7 克。

食物	重量 / 克
纯瘦肉、牛里脊、羊里脊	80
猪里脊、羊胸脯肉	60
前臀尖、猪大排、猪五花肉	30
鸡、鸭、鹅	50

等值蛋类食物交换表

每一交换份蛋类食物提供热量 90 千卡、蛋白质 7.6 克、脂肪 6.6 克、碳水化合物 1.6 克。

食物	重量 / 克
鸡蛋、鸭蛋、鹅蛋、鹌鹑蛋	60

等值水产类食物交换表

每一交换份水产类食物提供热量90 千卡、蛋白质 14.8 克、脂肪 2.9 克、碳水化合物 1.7 克。

食物	重量／克
鲤鱼、草鱼、鲢鱼、鳙鱼、黄花鱼、带鱼、鲳鱼、鲈鱼	75
河虾、海虾、河蟹、海蟹、河蚌、蛤蜊、蛏子	115

等值坚果类食物交换表

每一交换份坚果类食物提供热量90 千卡、蛋白质 3.2 克、脂肪 5.8 克、碳水化合物 6.5 克。

食物	重量／克
板栗、白果、芡实、莲子	25
花生、松子、干核桃、葵花籽、南瓜子、杏仁、榛子、开心果	15
腰果、鲜核桃、白芝麻	20

等值大豆类食物交换表

每一交换份大豆类食物提供热量90 千卡、蛋白质 6.9 克、脂肪 3.3 克、碳水化合物 7.0 克。

食物	重量／克
黄豆、黑豆、青豆、黄豆粉	20
北豆腐	90
南豆腐	150
豆腐干、豆腐丝、素鸡、素什锦	50
豆浆	330

等值油脂类交换表

每一交换份油脂类食物提供热量90 千卡、蛋白质 0 克、脂肪 10 克、碳水化合物 0 克。

食物	重量／克
猪油、橄榄油、菜籽油、大豆油、玉米油、葵花籽油、花生油	10

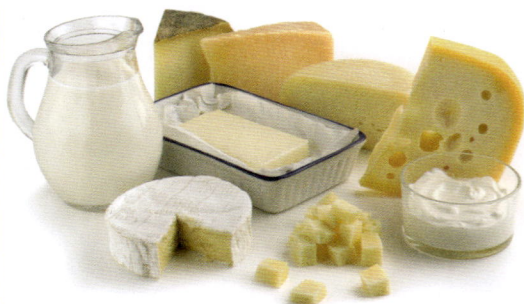

等值乳类及其制品交换表

每一交换份全脂牛奶提供热量 90 千卡、蛋白质 5.0 克、脂肪 5.4 克、碳水化合物 7.4 克。

食物	重量／克
全脂牛奶	150
脱脂牛奶	265
全脂发酵乳	100
奶酪、干酪	25
全脂奶粉	20

根据总热量变换每日食谱

只要熟悉应用食物交换份，糖尿病患者的饮食安排就比较自由了。在不增加总热量、总脂肪量的前提下，糖尿病患者可以选择多种食物，以变换饮食、丰富食谱，这样吃得既健康又美味。

食物交换份的十大类内容和营养价值表

类别	每份质量/克	热量/千卡	蛋白质/克	脂肪/克	糖类/克	主要营养素
谷薯杂豆类	25	90	2.5	0.5	19.0	碳水化合物、B 族维生素
蔬菜类	250	90	4.5	0.7	16.0	膳食纤维、矿物质
水果类	150	90	1.0	0.6	20.0	维生素、膳食纤维
畜禽肉类	50	90	8.0	6.7	0.7	蛋白质、钙
水产类	90	90	14.8	2.9	1.7	蛋白质、不饱和脂肪酸
蛋类	60	90	7.6	6.6	1.6	蛋白质、磷脂、胆碱
坚果类	20	90	3.2	5.8	6.5	脂肪、蛋白质
大豆类	20	90	6.9	3.3	7.0	蛋白质、钙
奶类	150	90	5.0	5.4	7.4	蛋白质、钙、B 族维生素
油脂类	10	90	—	10.0	—	脂肪

计算食物交换份的份数

食物交换份的份数 = 每日需要的总热量（千卡）÷ 90（千卡）

=1950÷90 ≈ 22（份）

根据得出的数值我们知道，这里患者黄先生每天需要的食物份数约为 22 份。

分配食物

计算出了食物交换份的份数，就可以根据自己的饮食习惯和口味来选择并交换食物。根据《中国糖尿病医学营养治疗指南（2022）》和《中国居民平衡膳食宝塔（2022）》，可以大致将患者黄先生每天的食物这样分配：

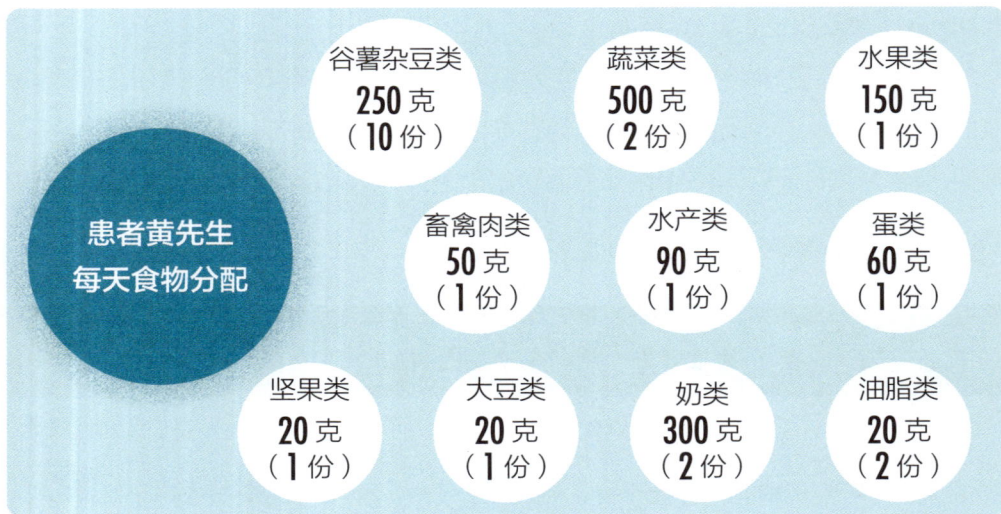

患者黄先生
每天食物分配

谷薯杂豆类
250克
（**10**份）

蔬菜类
500克
（**2**份）

水果类
150克
（**1**份）

畜禽肉类
50克
（**1**份）

水产类
90克
（**1**份）

蛋类
60克
（**1**份）

坚果类
20克
（**1**份）

大豆类
20克
（**1**份）

奶类
300克
（**2**份）

油脂类
20克
（**2**份）

　　需要注意的是，大家可以根据个人饮食喜好和习惯进行适当灵活变动，畜禽肉类、水产类控制在 1～2 份，蛋类的可以根据个人饮食习惯和需要吃 1～2 份，油脂类控制在 2～3 份，某个类别食物多了，其他类别的食物就适当减少点，保持总量稳定就行。

制定食谱

　　确定好食物种类并计算出每天的食物量后，就可以拿这些食物制定食谱了。下面就是应用食物交换份所制定的食谱。

早餐	中餐	晚餐
小米面发糕（面粉 30 克，玉米面 45 克） **茶鸡蛋**（鸡蛋 50 克） **牛奶**（牛奶 250 毫升） **凉拌菠菜**（菠菜 50 克）	**杂粮饭**（大米 40 克，红豆 25 克，小米 25 克） **香菇炒油菜**（油菜 50 克，香菇 50 克） **西红柿牛腩汤**（西红柿 100 克，牛腩 20 克） **苦苣西蓝花沙拉**（苦苣 50 克，无糖酸奶 25 克，西蓝花 25 克） **加餐** 蓝莓 100 克	**荞麦面条**（荞麦面条 75 克） **蘑菇炒肉**（香菇 50 克，油菜 50 克，牛肉 25 克） **小葱拌豆腐**（豆腐 50 克，小葱 20 克） **韭菜炒鸡蛋**（韭菜 50 克，鸡蛋 50 克）

油、盐 全天总用量 植物油 25 克，盐 5 克

手测量食物交换份

蛋白质类食物 "测量工具"

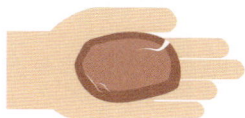

1 个食物交换份 =

1 手掌心鸡鸭蛋

1 手掌心（半手掌）瘦肉类

1 手掌心（半手掌）鱼肉类

1 手掌心（手掌大）豆腐类

1 手掌心（半手掌）香干类

1 手掌心（手掌大）脱脂奶小包装

1 手掌心酸奶小包装

水果类食物 "测量工具"

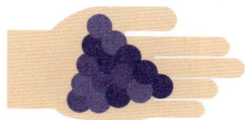

1 个食物交换份 =

1 单手捧多数水果

1 拳头球状水果（整个）

坚果类食物 "测量工具"

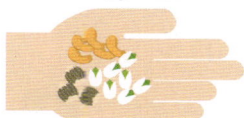

1 个食物交换份 =

抓 1 把坚果仁

谷薯类食物 "测量工具"

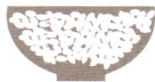

2 个食物交换份 =

1 个拳头（以拇指指掌关节到对侧腕关节连线为界）的刀切馒头

1 小茶盅（平口）米饭类

1 小饭碗（平口）米粥类

3 个食物交换份 =

1 个拳头带肉馅的包子

1 小饭碗（略浅）米饭类

4 个食物交换份 =

1 小饭碗（平口）米饭类

1 个拳头的圆形馒头

专题 ## 改变吃饭顺序，控糖减重

　　如果需控制主食的摄入量，就要在吃饭时先吃些蔬菜和高蛋白食物，这样会更容易、更快产生饱腹感。

先吃水分高的蔬菜

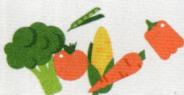

　　先吃水分高的蔬菜，因为其含有较多的膳食纤维、水分，可大大提高饱腹感，就能不自觉地减少热量的摄入。一般吃饭时，顺序靠前的总是容易多吃。

再吃高蛋白质食物

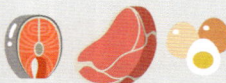

　　鱼肉、鸡肉、大豆及其制品等富含优质蛋白质，不仅帮助增加肌肉量，提高基础代谢率，而且蛋白质属于大分子物质，需较长时间消化（2～4小时），可延缓胃排空时间。

最后吃主食

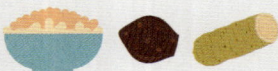

　　之前进食的食物已为身体提供了一定的饱腹感，此时再吃主食，不仅方便控制整顿饭的总热量，还能预防因血糖骤升骤降导致饿得太快。

医生悄悄告诉你

如何烹饪高水分蔬菜

高水分蔬菜的烹煮应尽量用水焯的方式，不要放太多油。焯水应掌握以下原则。

1　叶类蔬菜原料应先焯水再切，以免营养成分损失过多。

2　焯水时应水宽火旺，以使投入原料后能及时开锅；焯制绿叶蔬菜时，应略煮即捞出。

3　蔬菜类原料在焯水后应立即捞出控干，以免因余热而使之变黄、熟烂。

糖尿病并发症
必知的
三餐调养方案

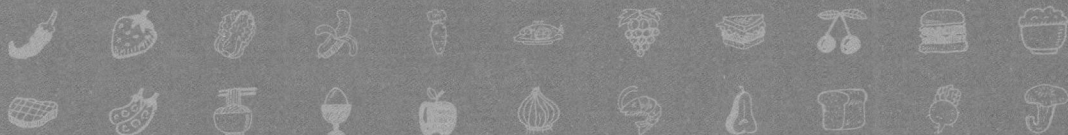

合并高血压

减少膳食脂肪，补充适量优质蛋白质

过多摄入脂肪是高血压病的一个危险因素，因此糖尿病合并高血压患者要控制膳食脂肪的摄入。比如，食物油炸后脂肪含量往往很高，可以将油炸方法变为焗烤。所谓焗烤，就是将食物调好味，用锡箔纸包好，放入烤箱中做熟。焗烤的食物不仅味道鲜美，而且也可以减少致癌物、脂肪高等风险。

做蔬菜沙拉时，不要使用沙拉酱等富含反式脂肪酸的调料，可以自制油醋汁，即一勺香油或亚麻籽油（或橄榄油），搭配半勺醋（白醋、红醋均可）。或者依口味适当加些柠檬汁调味，酸甜可口。至于花生酱，可用花生碎替代。

脂肪摄入少了，可适当补充优质蛋白质，常食富含优质蛋白的鱼类（如青鱼、武昌鱼、黑鱼等河鱼）、豆制品、海蜇、鸡蛋白及脱（低）脂牛奶等。

医生悄悄告诉你

降糖降压都重要

糖尿病合并高血压后，既要控制血糖，也要控制血压，而控制血压的重要性绝不亚于控制血糖，故而降血糖与降血压可以同时进行。但如果患者血糖控制尚理想，血压却经常在160/100毫米汞柱以上，或同时发现肾脏、心脏疾患等，降血压就比降血糖显得更为紧迫一些。建议糖尿病合并高血压患者在服降压药期间，应每星期检查血压一两次，以便及时调整降压药。其次，与单纯高血压患者比较，糖尿病合并高血压患者的血压控制水平要更严格，最好将血压控制在130/80毫米汞柱以下，因为糖尿病、高血压都是心脑血管疾病的危险因素。

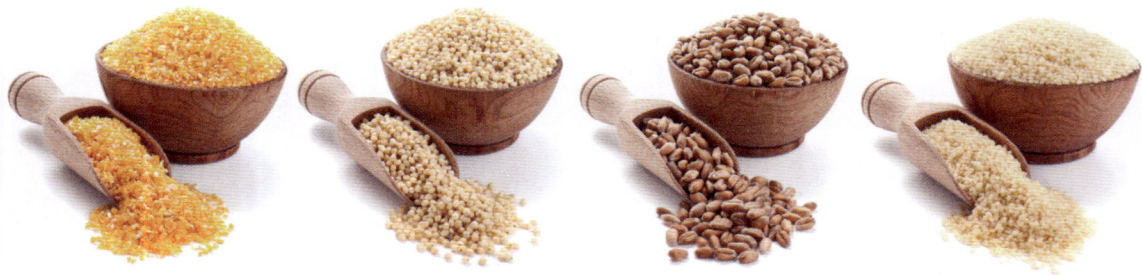

每日摄入富含纤维素和钾的蔬果

高纤维素饮食可以促进血压及血糖的下降。建议常吃绿叶菜、胡萝卜、洋葱、番茄、白菜、山药、南瓜、竹笋、芹菜、蘑菇、黑木耳、香菇等。

另外，补充钾盐可使升高的血压显著下降，同时观察到体重也有所下降。因此，应多食含钾的蔬菜（菠菜、苋菜、香菜、油菜、圆白菜、芹菜等）和果仁。

选择性多吃新鲜水果，如青苹果、柚子、猕猴桃、西瓜、橙子等，这些蔬果富含膳食纤维，是高钾低钠食材，对控制血压很有帮助。

适当多食含钙量较多的食物

充分的钙能增加尿钠排泄，减轻钠对血压的不利影响，有利于降低血压。而流行病学调查研究也证实，摄入钙量多者血压反而低。因此，适当多食含钙量较多的牛奶、海带、豆腐等食品有利于病情的控制。

严格限盐，建议 3~5 克 / 日

限制钠盐，建议 3~5 克 / 日，不吃或少吃加工食品，如咸肉、火腿、咸菜、腐乳等。建议早上尽量不要吃含盐的食物。然而，炒菜时肯定要加盐，区别只在于量的多少。因此，高血压患者要想办法，在一日三餐中协调好盐的用量。

早餐时可以喝些原味粥，吃些馒头，再用醋凉拌一盘芹菜，清爽、可口。也可以煮一碗燕麦片粥，然后加一袋低脂牛奶调味。

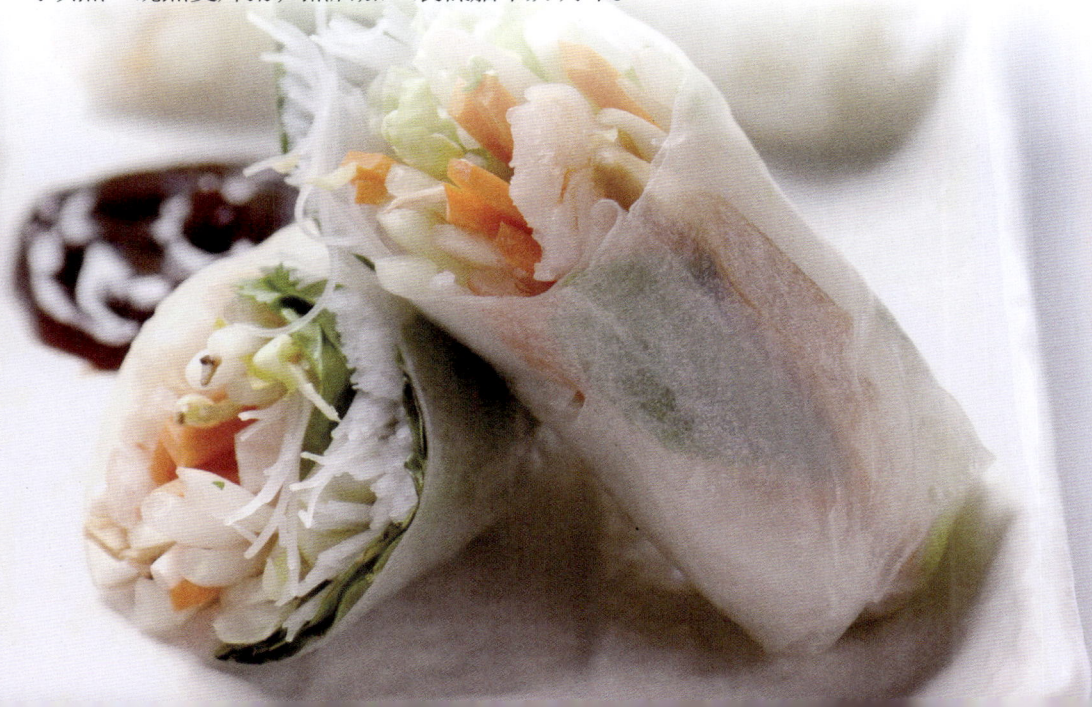

三餐
带量食谱举例

早餐
共355千卡

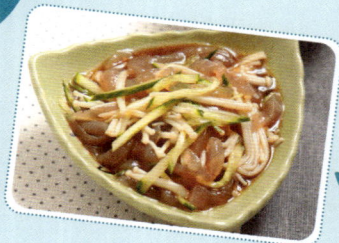

花卷
100克

豆浆
250克

鸡蛋
1个（约60克）

凉拌魔芋丝
魔芋100克，黄瓜、金针菇各50克，香油3克

午餐
共660千卡

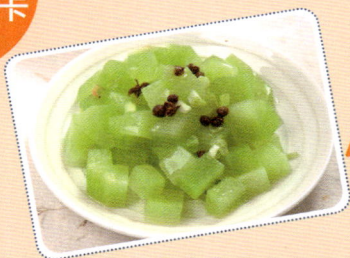

烙饼
50克

玉米粥
大米30克、玉米35克

凉拌笋丁
莴笋194克、植物油4克

兔肉烧土豆
土豆150克、兔肉100克、植物油4克

下午加餐 番石榴100克

晚餐
共431千卡

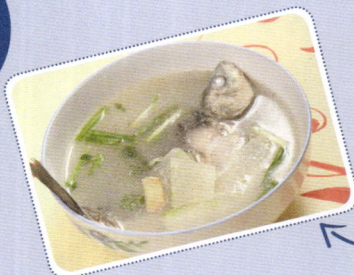

米饭
150克

肉炒圆白菜
圆白菜100克、瘦肉25克、植物油5克

鲫鱼冬瓜汤
鲫鱼200克、冬瓜80克、植物油5克

合并冠心病

长期吃素不可取

长期素食会导致低胆固醇血症，胆固醇是人体不可缺少的营养物质，也是人体细胞膜、性激素、皮质醇等的物质基础，对白细胞活动起着重要作用。研究表明，老年妇女血液中胆固醇含量过低时，死亡率会增加4倍，其中冠心病发病率升高是重要原因。

摄入脂肪要限量提质

一般认为膳食中的多不饱和脂肪酸、饱和脂肪酸、单不饱和脂肪酸之比以1:1:1为宜。每日胆固醇摄入量应控制在300毫克以下，有助于降低血清胆固醇的含量。

每周吃2~3次海产品

研究发现，吃鱼太少或吃鱼太多都会增加人们患上房颤（一种心律不齐，常表现为心慌、气短等）的风险，而适量吃海鱼（每周2~3次）则可降低这种风险。因为海产品富含的 $\omega-3$ 不饱和脂肪酸可降低血脂与血液黏稠度，预防心肌梗死。

另外，常吃海藻类食物（裙带菜、海带和紫菜等）有助于降低血压，预防心脏病。因为海藻中含有有助于降压的关键成分——生物活性肽，其作用类似于常见降压药。然而，由于海藻含盐量较多，因此也不宜天天食用，一周2次即可。

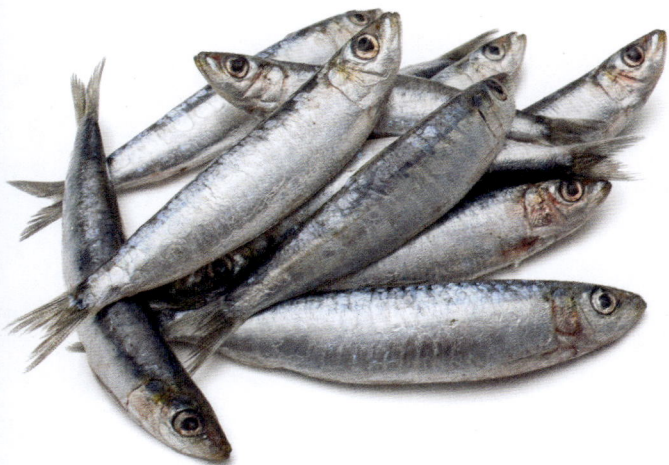

每周吃2~3次海鱼，可大大补充 $\omega-3$ 不饱和脂肪酸，降低血脂与血液黏稠度，预防糖尿病合并心血管病变

每天吃 50~100 克豆制品

豆制品中所含的大豆异黄酮是一种植物雌激素，植物雌激素具有减少心血管疾病发生、抗癌、防治骨质疏松等作用。而美国科学家发现大豆蛋白具有降低血液中胆固醇含量的效果，大量临床研究表明，每天只要摄取 25 克以上大豆蛋白，就可降低血液中的胆固醇含量，有效预防心血管病。25 克大豆蛋白相当于半块豆腐，所以，每天吃 50~100 克豆制品即可预防心血管病。

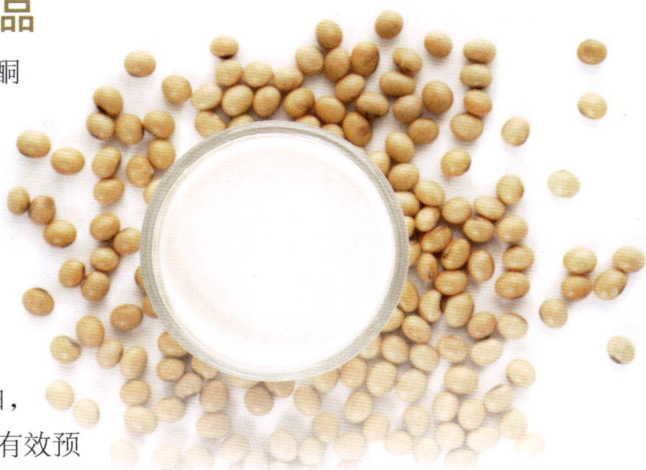

适当多吃些活血化瘀的食物

中医认为，气滞血瘀是心血管疾病发病的本质，冠心病患者常以活血化瘀法来调治，建议多食油菜、韭菜、洋葱、黑大豆、黄豆、慈姑、香菇、黑木耳、大蒜、生姜、桃仁、柑橘、柠檬、柚子、金橘、玫瑰花茶、茉莉花茶、白萝卜等，可以活血化瘀，通畅血脉，促进血液运行。

不建议将饮用水进行软化处理

水的硬度一般用每升水中含碳酸钙的量来衡量，当水中碳酸钙的含量低于 150 毫克/升时称为软水，达到 150~450 毫克/升时为硬水。硬水中钙、镁离子含量较高，而镁离子有利于心脏的舒张，在水硬度较高的地区，人群心血管疾病发病率较低。所以，糖尿病合并冠心病患者最好饮用轻度或中度硬水，但患有泌尿系统结石的人，应避免饮用硬水，以控制钙的摄入量。

少饮或不饮浓茶、咖啡

茶和咖啡中含有茶碱、咖啡因、可可碱等生物活性物质，这些物质对中枢神经有明显的兴奋作用，一旦过量，就可使血压增高、心跳加快，对冠心病患者不利。所以，糖尿病合并冠心病患者最好少饮或不饮浓茶、咖啡。

三餐
带量食谱举例

早餐
共421千卡

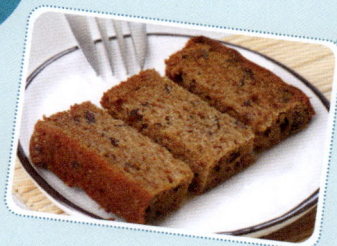

牛奶
250 克

黑米面发糕
黑米面 25 克、面粉 50 克

鹌鹑蛋
3 个（30 克）

番茄
100 克

午餐
共634千卡

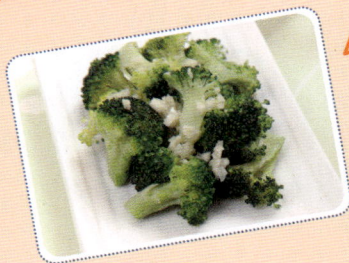

红豆饭
红小豆 25 克、大米 75 克

炝西蓝花
西蓝花 250 克、植物油 4 克

肉炒胡萝卜丝
猪瘦肉 100 克、胡萝卜 50 克、
植物油 4 克

晚餐
共478千卡

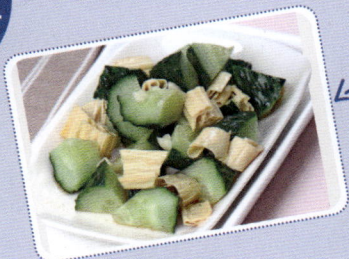

花生馒头
面粉 50 克、熟花生碎 20 克

腐竹拌黄瓜
干腐竹 10 克、黄瓜 200 克、
香油 3 克

洋葱炒木耳
洋葱 100 克、干黑木耳 10 克、
瘦肉 25 克、植物油 3 克

合并高血脂

每天至少 250 克米饭

对健康人，一般建议每天吃 200～400 克主食。但对于糖尿病高血脂患者，则应适当控制主食摄入量，每天不要少于 250 克。这是保证大脑运作，预防低血糖所必需的能量来源之一。如果能量不够，靠吃含有高蛋白、高脂肪、低纤维的菜来补充，很不利于血压和血脂的控制。

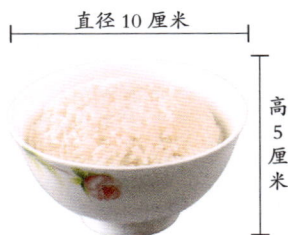

根据《中国食物成分表》中的权威数据，以每碗 2 两米饭的能量（116千卡）为标准

每天 75 克富含蛋白质的食物

建议糖尿病合并高血脂患者每天摄入 75 克富含蛋白质的食物，以满足机体消耗。即每顿饭应摄入鸡蛋大小的鱼、肉、蛋等富含蛋白质的食物，或摄入一份高蛋白食物，一份指瘦肉 50 克（脂肪含量≤ 5%），或鸡蛋 1 个，或豆腐 100 克，或鸡鸭 100 克，或鱼虾 100 克。以鱼类、豆类蛋白较好。

豆类尤以黑豆为好，其富含卵磷脂，是高密度脂蛋白的主要成分，可以把人体的胆固醇带到肝脏去代谢，有助于预防斑块形成，保护血管弹性。

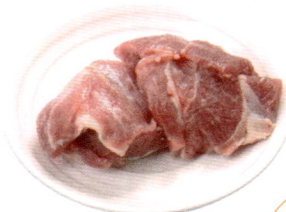

瘦肉 50 克

1 份高蛋白

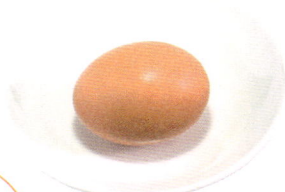

鸡蛋 1 个

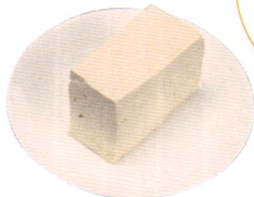

豆腐 100 克

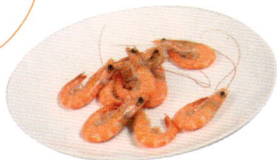

鱼虾 100 克

膳食纤维量每天应大于 35 克

糖尿病合并高血脂患者尤其需要膳食纤维，每天的摄入量应大于 35 克，最好摄入 35~40 克，一方面使餐后血糖平稳，另一方面降低血清胆固醇水平。

膳食纤维分为非水溶性膳食纤维和水溶性膳食纤维两大类，尤其是水溶性膳食纤维，在肠道可以吸附脂肪、胆固醇，减少其消化吸收率。糖尿病合并高血脂患者可以多吃大麦、豆类、胡萝卜、柑橘、燕麦等富含水溶性膳食纤维的食物。

每日摄取的胆固醇不超过 200 毫克

健康者每日摄入的胆固醇不应超过 300 毫克，如已患冠心病或动脉粥样硬化，每日摄取的胆固醇应减少至 200 毫克。动物内脏、蛋类（主要是蛋黄）以及墨鱼、干贝、鱿鱼、蟹黄等海产食品中胆固醇含量均高，应加以限制。

胆固醇含量在 100~200 毫克的食物（按每 100 克可食部计）

肉类	牛肉松169毫克、羊肉串166毫克、猪大排165毫克、猪肚165毫克、鹌鹑157毫克、鸭胗153毫克、羊肥肉148毫克、猪肥肠137毫克、腊肉135毫克、牛肥肉133毫克、牛肉干120毫克、猪肉松111毫克、猪肥肉109毫克
鱼类	鲫鱼130毫克、黄鳝126毫克、泥鳅124毫克

适当选用茶籽油或橄榄油

糖尿病合并高血脂患者，其膳食中饱和脂肪酸要小于 7%，并可适当提高单不饱和脂肪酸的比例，即以单不饱和脂肪酸取代部分饱和脂肪酸对高脂血脂患者有重要意义。因为单不饱和脂肪酸有降低血胆固醇、甘油三酯的作用，还不影响高密度脂蛋白，所以，糖尿病合并高血脂患者应当经常选用富含单不饱和脂肪酸的油，如茶籽油、橄榄油等，但为了遵循脂肪酸均衡的营养原则，应该按照脂肪酸构成不同而交换吃油，比如茶籽油和亚麻籽油（富含多不饱和脂肪酸）替换等。

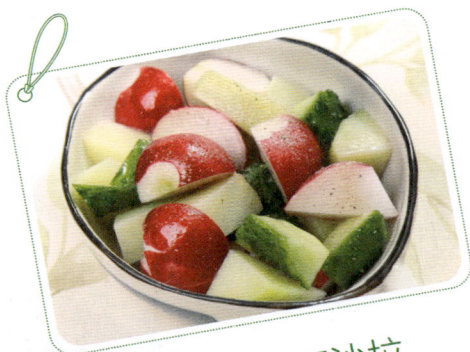

✔ **橄榄油土豆沙拉**
土豆150 克，小萝卜、黄瓜各100 克，橄榄油5克

三餐
带量食谱举例

早餐
共485千卡

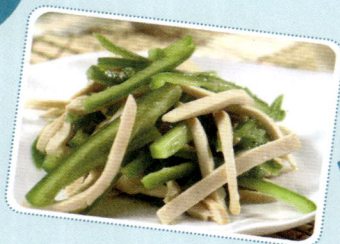

鲜牛奶
250 毫升

花卷
面粉 75 克

尖椒拌豆腐丝
尖椒 75 克、豆腐丝 25 克、香油 3 克

午餐
共495千卡

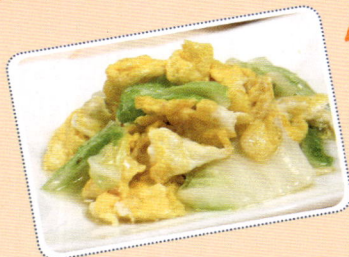

红豆饭
大米 75 克、红小豆 50 克

大白菜炒鸡蛋
大白菜 150 克、鸡蛋 1 个、植物油 3 克

肉末茄子
茄子 100 克、瘦肉 25 克、植物油 3 克

晚餐
共699千卡

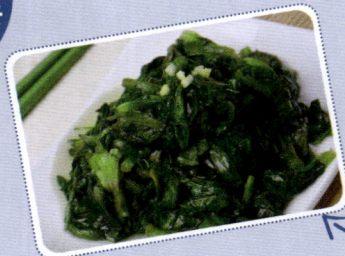

发面饼
面粉 125 克

鸡肉炖鲜蘑
鸡肉 100 克、鲜蘑 50 克、植物油 3 克

炒茼蒿
茼蒿 200 克、植物油 3 克

睡前加餐 梨100克

合并肾病

以 30～35 千卡 / 千克体重摄入热量，肥胖者可略少

尽管糖尿病合并肾病患者会从尿中丢失大量蛋白，但高蛋白饮食会增加肾小球滤过强度，促进肾脏病变发展。因此，在低蛋白饮食时一定要保证足够热量，需达 30～35 千卡 / 千克体重（125～146 千焦 / 千克体重），不过肥胖者应略少，以逐渐减轻体重至正常，以免出现营养不良。

选择糖类主食把握两个原则

糖尿病合并肾病患者在选择糖类食物时，可采取以下两个方法：第一，应选择血糖生成指数低的复合糖类，如荞麦、燕麦、莜麦、玉米等；第二，选择热量高、蛋白含量低的食物作为主食，可以用淀粉饮食取代主食，比如用小麦淀粉蒸馒头、包子等。热量高而蛋白质含量低的食物，还包括藕粉、菱角粉、荸荠粉、芋头、山药、土豆、南瓜等。

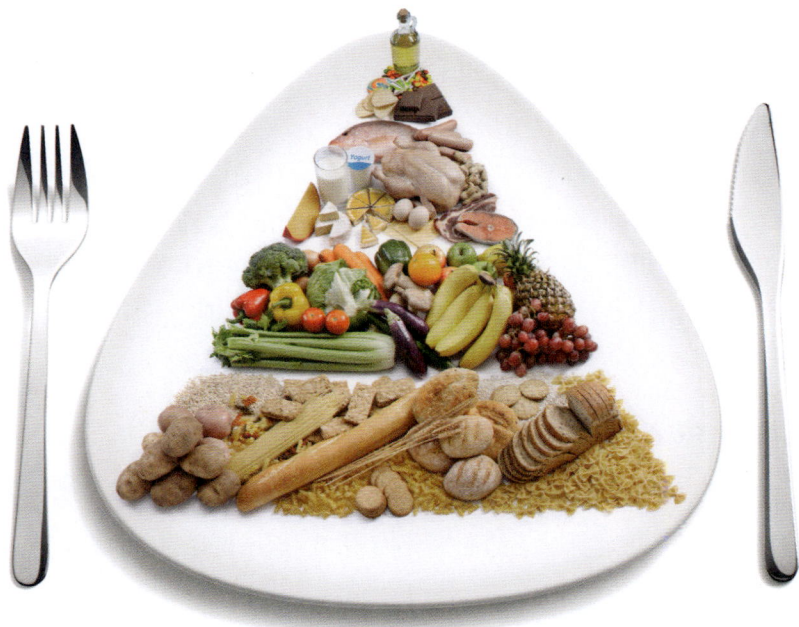

糖尿病合并肾病患者可选用热量高、蛋白含量低的食物作为主食

多用动物蛋白代替植物蛋白

蛋白质相对量的减少，自然提升了对质的要求：选择必需氨基酸含量高的优质动物蛋白，尤其应选用"白色蛋白"（烹饪后都为白色），如鱼肉、虾、牛奶、鸡肉、鸡蛋等，尽量少用黄豆、绿豆等豆类植物蛋白，因其利用率低反而会增加肾脏负担。

鸡蛋可作为糖尿病合并肾病患者良好的蛋白来源

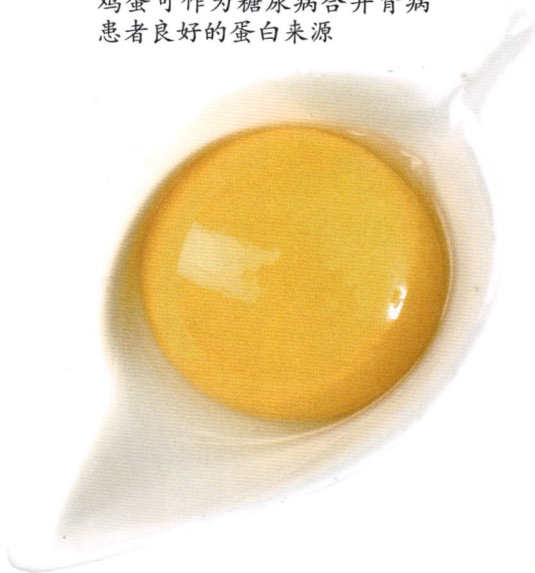

限制蛋白质，需分期对待

过量的蛋白质可增加肾小球滤过率，促进肾小球基底膜增厚。从进入 Ⅳ 期起，糖尿病肾病患者应限制饮食蛋白质摄入量，应每日 0.8 克 / 千克体重；而肌酐清除率开始下降后，饮食蛋白质摄入量限制还需更严格，应每日 0.6 克 / 千克体重，并同时服用 α- 酮酸 / 氨基酸制剂。低蛋白饮食能减少尿蛋白排泄，并能延缓肾损害进展。

钾的摄入量低于 1500 毫克 / 日

因为糖尿病合并肾病患者极易出现酸中毒和高钾血症，一旦出现将诱发心律失常和肝昏迷。因此，每日钾的摄入量应低于 1500 毫克。像油菜、菠菜、韭菜、番茄、海带、香蕉和桃子等含钾高的食物，应适当限制，但这并不意味着绝对不能吃（含钾高的绿叶蔬菜可先用开水焯一下），而是应该在限钾范围内有选择地吃，同时避免食用浓缩果汁、肉汁；像瓜果类蔬菜（南瓜、葫芦、冬瓜）、苹果、梨、菠萝、西瓜、葡萄等含钾量都比较低，可以适量食用。

肾功能不全者，盐降至 2 克 / 日

肾病发展到一定阶段常出现高血压，表现为水肿或尿量减少，限制食盐可以有效防止并发症的进展。所以，糖尿病伴有肾功能不全者摄盐量应降至 2 克 / 日，还要注意不食腌制品。

三餐
带量食谱举例

早餐
共554千卡

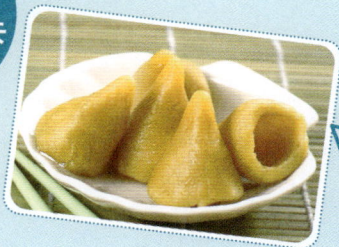

牛奶
125 毫升

小窝头
面粉 50 克、玉米面 25 克

蛋丝拌芹菜
芹菜 150 克、鸡蛋 1 个、香油 4 克

上午加餐 梨200克

午餐
共350千卡

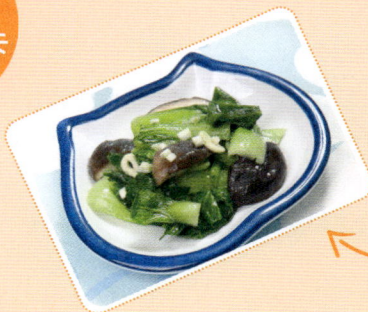

米饭
大米 100 克

扁豆烧肉
扁豆 100 克、鸡肉 50 克、植物油 4 克

香菇油菜
油菜 100 克、鲜香菇 100 克、植物油 4 克

晚餐
共618千卡

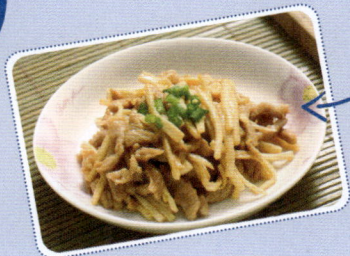

花卷
面粉 100 克

茭白烧肉
茭白 150 克、瘦肉 25 克、植物油 4 克

烧圆白菜
豆腐丝 50 克、圆白菜 150 克、植物油 4 克

合并痛风

急性发作期，嘌呤摄入量应低于 150 毫克／日

痛风急性发作期，红、肿、热、痛症状明显，而过高的嘌呤可转化成为尿酸，加速痛风急性发作，所以痛风急性发作期患者每天摄入的嘌呤量应严格限制在 150 毫克以下，禁食高嘌呤类食物，少食中嘌呤类食物，以低嘌呤类食物为主。具体来说，就是要多吃蔬果，因为它们多为碱性食物，可以促进尿酸的排出。但果糖宜少摄入，因为它可加速尿酸的合成，所以蔗糖（在人体内会被分解为葡萄糖和果糖）、蜂蜜、碳酸饮料及果汁等均不宜食用。蔬菜中的荚豆类，如扁豆、蚕豆等属于中嘌呤食物，急性期患者应限制食用。

在痛风急性期，患者摄入的嘌呤应严格限制在 150 毫克／日以下。按食物嘌呤含量的高低，通常把食物分为高嘌呤、中嘌呤、低嘌呤三类，痛风患者的食用原则是低嘌呤食物可以放心食用、多多食用，中嘌呤食物限量食用，高嘌呤食物禁止食用。高嘌呤食物主要包括各种动物内脏及脑髓、浓肉汤、某些海鲜等。

缓解期，适当摄入中嘌呤食物

缓解期痛风患者，还是以低嘌呤食物为主，也可以适量选用一些中嘌呤食物。

中嘌呤类食物

每100克食物中含嘌呤25～150毫克	
畜禽类	鸡肉、猪肉、鸭肉、牛肉、羊肉等
水产类	草鱼、鲤鱼、鲫鱼、秋刀鱼、虾、螃蟹、鲍鱼、鱼丸、海带、紫菜等
蔬菜类	菠菜、茼蒿、豆苗、四季豆、豌豆、豇豆、豆芽、芦笋、笋干等
菌菇类	香菇、金针菇、银耳等
豆类及豆制品	黄豆、绿豆、红小豆、豆腐、豆干、豆浆等
干果类	花生、腰果、栗子、莲子、杏仁等

特别提示： 所有处于痛风缓解期的患者可从中选用一份动物性食物和一份蔬菜，但食用量不宜过多。

每日喝水 2000~3000 毫升，促进尿酸排出

痛风患者应多饮水，以利尿液的稀释，促进尿酸的排泄。心肾功能正常者，至少每日饮水 2000~3000 毫升（2000 毫升水相当于 250 毫升的杯子 8 杯）以上。注意睡前一定要喝水，即使在半夜，最好也起来喝点水，以免晚上尿液浓缩。肾功能不全者，应在严密观察下进行液体补充。

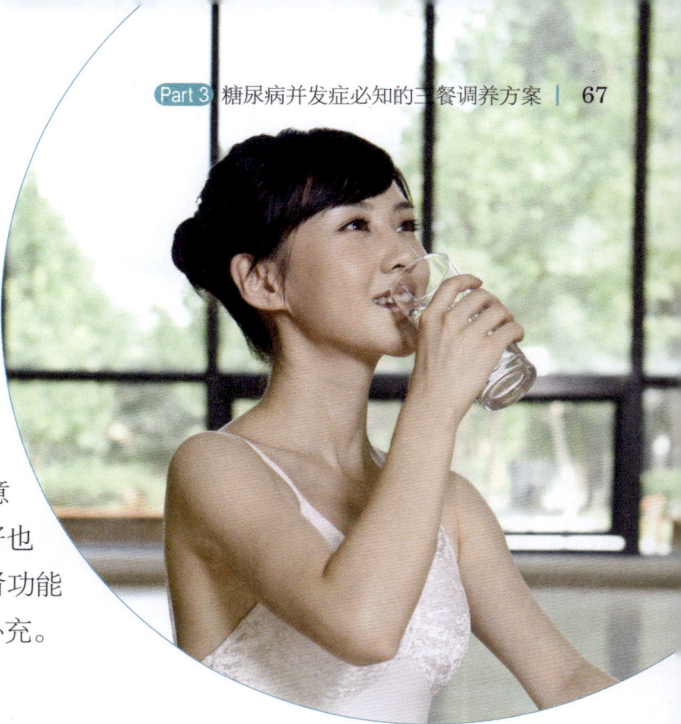

补充蛋白质以奶蛋类为主

糖尿病合并痛风患者补充蛋白质，急性期应以谷类、牛奶、蛋类（这些食物嘌呤含量低）为主；慢性期根据病情，在限量范围内，进食一些含嘌呤少量或中等的食物，如禽肉、鱼肉（煮过弃汤）及豆制品（豆浆、豆腐、豆腐干等），少吃红肉，避免吃炖肉或卤肉。糖尿病合并痛风患者吃肉时可以将肉先用水煮一遍，然后弃汤再进一步配菜烹调后食用。

多吃富含钾的食物，减少尿酸沉淀

大部分食物中都含有钾，蔬菜和水果是钾的最好来源。由于钾主要从尿中排出，所以临床上有句话，叫"见尿补钾"，就是说如果要补钾，只有见到病人排了尿才能补。大家或许知道，高钾膳食可降低血压，"限盐补钾"已成为防治高血压的基础措施。那痛风患者吃高钾食物又有什么意义呢？研究发现，钾可减少尿酸沉淀，有助于尿酸排出体外。所以，痛风患者可适当多吃高钾食物，如土豆、西芹、菠菜、空心菜、油菜、桃、杏、黑木耳等。

酒精可抑制尿酸排出，应限酒

酒里都含有酒精，酒精在肝脏代谢时伴随嘌呤分解代谢增加，最终导致其终产物尿酸增多；同时，酒精能造成体内乳酸堆积，对尿酸排泄有抑制作用。另外，酒精本身含有大量嘌呤物质，尤其是啤酒比其他酒类所含嘌呤要高 10 倍多。因此，痛风患者应严格控制酒类，最好戒酒。

三餐
带量食谱举例

早餐
共475千卡

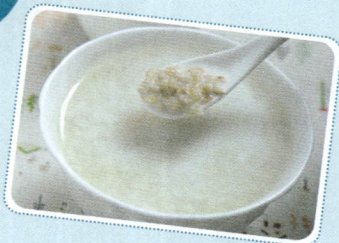

奶香麦片粥
牛奶 250 克、燕麦片 25 克

馒头片
70 克

鹌鹑蛋
3 个

拌白菜心
大白菜心 200 克、香油 4 克

午餐
共359千卡

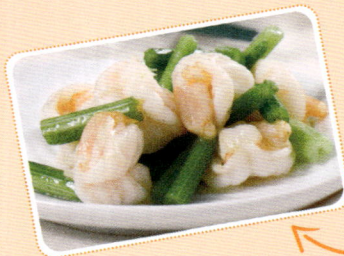

荞麦米饭
大米 75 克、荞麦 25 克

莴笋烧肉
莴笋 150 克、瘦肉 25 克、植物油 4 克

虾仁芹菜
芹菜 100 克、鲜虾仁 50 克、植物油 4 克

下午加餐 李子100克

晚餐
共751千卡

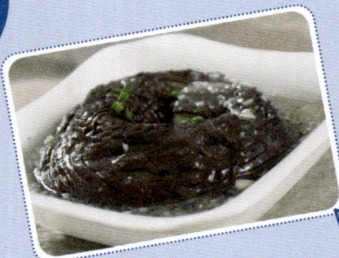

花卷
面粉 100 克

豆干炒苦瓜
苦瓜 150 克、豆腐干 50 克、胡萝卜 25 克、植物油 4 克

拌茄泥
茄子 150 克、香油 4 克

睡前加餐 苏打饼干50克

专题 2型糖尿病合理用药须知

改变生活方式后控糖效果不好，及时开始药物治疗

在饮食和运动不能使血糖控制达标时，应遵医嘱及时采用包括口服药治疗在内的药物治疗[①]。

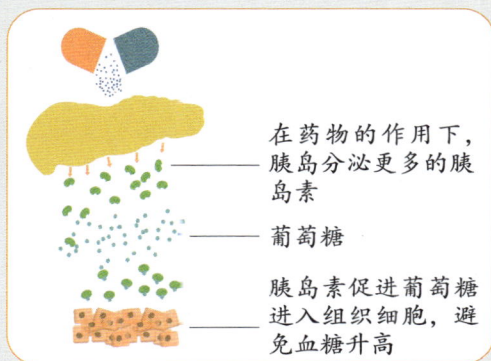

在药物的作用下，胰岛分泌更多的胰岛素

葡萄糖

胰岛素促进葡萄糖进入组织细胞，避免血糖升高

3 种常见的口服降糖药

1 二甲双胍（一线基础药）

★ **适合：** 无禁忌证的 2 型糖尿病患者

★ **作用：** 抑制肝糖生成，改善胰岛素抵抗

★ **注意：** 可能引起胃肠道反应（腹胀、腹泻），随餐服用可缓解

2 SGLT2i（护心肾新星）

★ **代表药：** 达格列净、恩格列净、卡格列净

★ **适合：** 需兼顾控糖和减重的患者

★ **优点：** 通过尿液排出多余葡萄糖

★ **注意：** 多喝水防尿路感染

3 GLP-1 受体激动剂（减重利器）

★ **代表药：** 司美格鲁肽

★ **适合：** 超重肥胖的患者

★ **优点：** 促进胰岛素分泌，抑制胰高血糖素

★ **注意：** 可能引起恶心，从小剂量开始

---

① 一般成人2型糖尿病患者的空腹血糖控制目标为4.4～7.0毫摩/升，非空腹血糖目标为<10.0毫摩/升，同时，糖化血红蛋白的控制目标为<7%。

胰岛素的注射部位要经常更换

注射胰岛素应注意注入皮下，而不要打到肌肉组织里。常用的方法是：用一只手捏起皮肤，另一只手将注射器斜注入皮下。腹部、大腿外侧、上臂外侧、臀部外上侧皮下组织是人体适合注射胰岛素的部位。

胰岛素注射可能会出现注射部位疼痛、淤血、皮肤色素沉着、脂肪萎缩和皮下脂肪增生等并发症。为了尽可能减少注射并发症的发生，应注意以下几点。

1. 腹部、上臂、大腿外侧和臀部这四个注射部位宜每个月进行轮换。

2. 宜将同一注射部位分为多个等分区域，每周使用一个等分区域并始终按同一方向轮换，连续两次注射的部位间隔应 >1 厘米。

3. 如果皮肤表面到肌肉的距离小于或等于针头长度时，需要捏皮或调整注射角度，以提高注射安全性。

用药注意事项，请收下

降糖药的使用是因人而异的，降糖药不同于其他药物，患者病情不同、胰岛素抵抗程度不同，使用药物的种类、剂量自然也不同，因此糖尿病患者要在专科医生的指导下用药，千万不要随意滥用药物，更不能擅自减量或加量，否则会因用量不当而影响疗效。此外，还应了解以下用药注意事项。

1. 使用药物前一定要阅读药品说明书，了解药物排泄的途径和禁忌证。

2. 进食量准确、生活规律是调整降糖药的前提。

3. 不进餐时不用降糖药，进餐量少时降糖药要减量，但最好规律进餐、用药。

4. 降糖药要从小剂量开始使用。

5. 做好糖尿病监测记录，以便于调整药物治疗。

6. 少数糖尿病患者开始服用某一种降糖药时效果良好，但服用一段时间后效果就不那么理想了，这是因为患者对药物产生了耐受性。在这种情况下，应改服其他降糖药。

7. 服药期间，如同时服用影响其代谢的药物应减少降糖药的剂量，因为它们能增强降糖药的作用，易引起低血糖，甚至会发生低血糖休克。

8. 糖尿病患者用药后不可突然中断，否则会使病情恶化，甚至会出现酮症酸中毒。

糖尿病
特殊人群
最佳调养方案

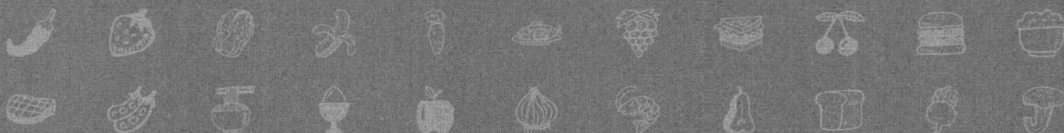

儿童糖尿病

每天摄入总热量的计算

合理的饮食是所有糖尿病患儿的治疗基础，摄入的热量要适合患儿的年龄、体重、日常活动、平时的饭量，还要考虑到患儿的生长发育。

一般来说，6~12岁儿童总能量摄入900~1200千卡/天，13~18岁摄入1200千卡/天以上。

蛋白质以优质蛋白为主

儿童患者膳食蛋白质可占总热量的15%~20%，且其中优质蛋白应占1/2或更多。优质动物蛋白主要包括禽畜肉类、蛋奶类和水产类等。优质植物蛋白的来源主要是豆类和坚果。人体每天需要的蛋白质有一半以上来自植物性食品。植物蛋白对人体健康具有独特的作用。在补充动物蛋白的时候，人们也会同时摄入较多的饱和脂肪酸。而植物蛋白不但不含对人体有害的坏胆固醇、饱和脂肪酸，还可以提供较多的膳食纤维、维生素E、不饱和脂肪酸等健康成分。

增加不饱和脂肪酸的摄入

脂肪的摄入以25%~35%为宜，应增加植物脂肪占总脂肪摄入的比例，多摄入不饱和脂肪酸，饱和脂肪酸摄入量不超过总热量的10%。ω-3不饱和脂肪酸的主要食物来源包括：三文鱼、鲭鱼、沙丁鱼和金枪鱼等深海鱼类，亚麻籽，以及核桃等多种坚果。尤其是鱼所含的DHA（即二十二碳六烯酸，属于ω-3不饱和脂肪酸家族中的重要成员）可促进儿童大脑发育，该不饱和脂肪酸是大脑不可缺少的，占人脑脂肪的10%，对大脑神经的传导及生长、发育极为重要，所以儿童尤其需要补充这类不饱和脂肪酸。

建议广大家长，每周至少让孩子吃两次鱼，同时让孩子经常吃核桃、杏仁、开心果等坚果。吃坚果时一定要和主食交换，不然全天摄入的总热量很容易超标。

儿童糖尿病患者可以适当食用坚果，既能补充植物蛋白，又能补充不饱和脂肪酸

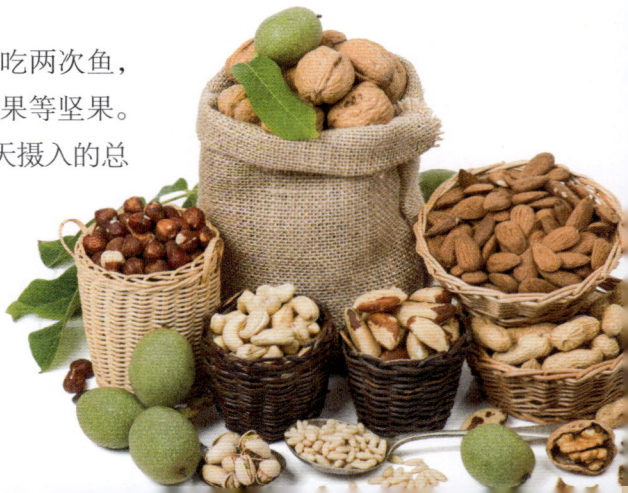

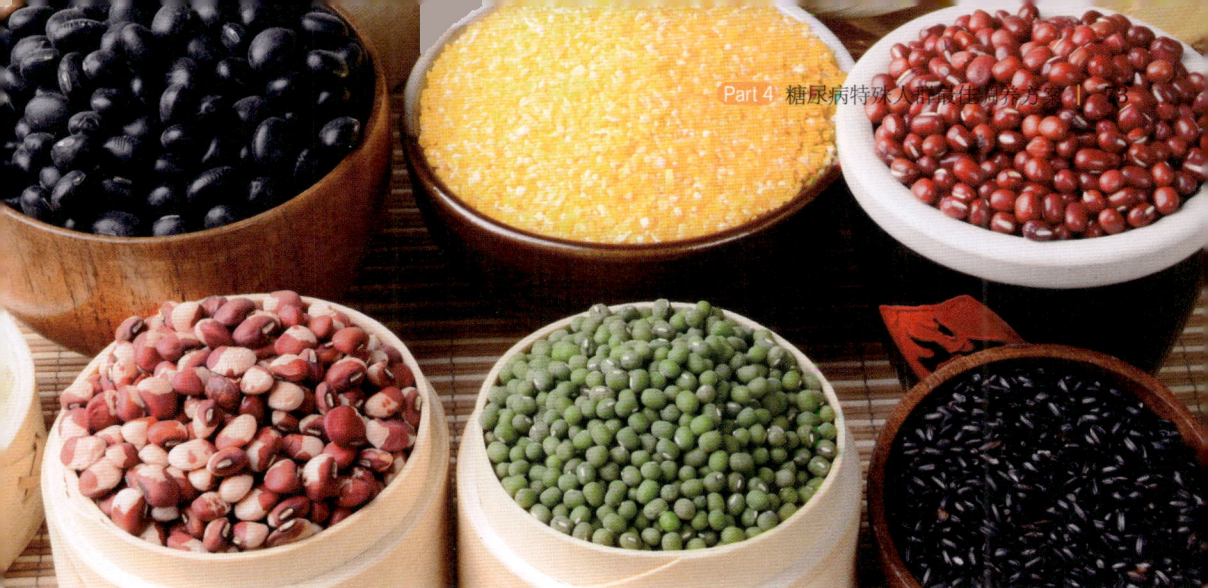

碳水化合物供给要限"量"、限"质"

碳水化合物是影响血糖的决定性因素，不仅要对"摄入量"进行控制，更要注重碳水化合物的"质"。碳水化合物以低血糖生成指数、富含膳食纤维的食物为主，占总热量的50%～55%。一般来说，6～10岁的儿童谷类推荐摄入量为150～200克／天、薯类25～50克／天，11～13岁的儿童谷类推荐摄入量为225～250克／天、薯类25～50克／天，14～17岁的儿童谷类推荐摄入量为250～300克／天、薯类50～100克／天。

少量多餐，适当加餐

儿童糖尿病一般以少量多餐为宜，可以根据血糖值的实际情况适当加餐，吃些点心，避免低血糖发作。但应注意，把点心作为主食的交换，计入总热量中。另外，点心不要提供和正餐相同的食品。例如，如果儿童正餐的饭菜中正好缺少蔬菜，吃点心时可以品尝低糖蔬菜；也可以用低脂花生酱的全麦面包和一杯牛奶来平衡高脂或高热量的中餐。

儿童适宜的点心有：全麦面包片、黑面包、燕麦片、低脂牛奶、低脂酸奶、番茄、圣女果、小黄瓜条、青苹果、草莓、蓝莓、橙子、大杏仁、山核桃等。

三餐
带量食谱举例

早餐
共685千卡

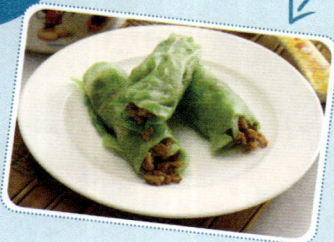

肉末蒸圆白菜
猪肉末100克、圆白菜叶50克

香菇蒸蛋
鸡蛋60克、干香菇5克

荞麦饼
荞麦面粉200克、大葱20克、油1克

低脂牛奶
200毫升

午餐
共526千卡

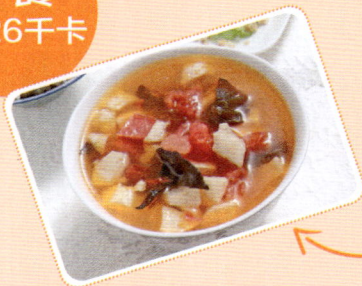

黄豆饭
干黄豆20克、大米100克

芹菜炒核桃仁
芹菜150克、核桃仁50克、香油1克

番茄鱼丸豆腐汤
番茄200克，豆腐、鱼丸各50克，泡发黑木耳25克，油1克

下午加餐 草莓100克

晚餐
共308千卡

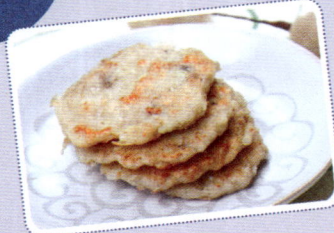

黄鱼饼
净黄鱼肉50克、牛奶30克、洋葱20克、鸡蛋60克、土豆淀粉10克、油1克

清爽三丝
绿豆芽200克、黄瓜100克、胡萝卜50克、亚麻籽油1克

睡前加餐 猕猴桃100克

早餐
共865千卡

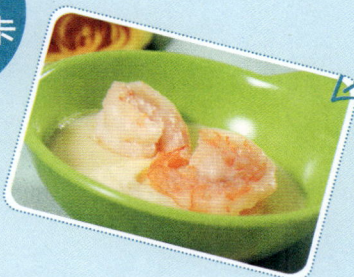

燕麦粥
燕麦片 80 克

牛奶蒸蛋羹
鸡蛋 1 个、鲜牛奶 150 克、虾仁 25 克、香油 1 克

花生拌菠菜
菠菜 250 克、煮熟的花生仁 50 克、香油 1 克

上午加餐 青苹果 200 克

午餐
共508千卡

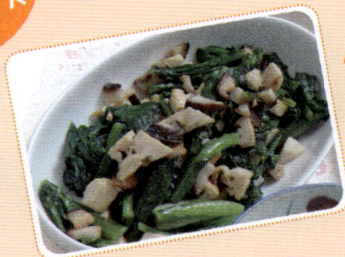

小米饭
大米 80 克、小米 20 克

茼蒿豆腐干
茼蒿 200 克、鲜香菇 50 克、竹笋尖 25 克、豆腐干 30 克、亚麻籽油 2 克

鱼头汤
胖头鱼鱼头 200 克，鲜香菇 35 克，虾仁、鸡肉各 50 克

晚餐
共317千卡

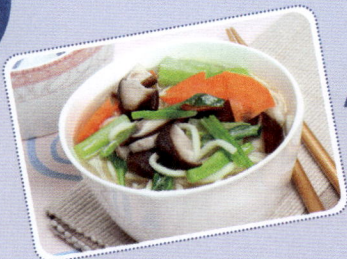

凉拌黄瓜
黄瓜 200 克、香油 2 克

香菇胡萝卜面
面条 100 克，香菇、胡萝卜各 20 克，菜心 100 克，亚麻籽油 2 克

睡前加餐 苏打饼干 50 克

妊娠糖尿病

妊娠糖尿病的血糖控制目标

妊娠糖尿病是指怀孕前糖代谢正常，妊娠期才出现的糖尿病。妊娠糖尿病患者大多于产后恢复正常，但将来患 2 型糖尿病的风险会增加。患妊娠糖尿病的准妈妈虽有"三多一少"的潜在表现，但症状隐匿且易混淆，定期产检和血糖筛查是关键。

妊娠糖尿病的血糖控制目标是空腹血糖 <5.3 毫摩 / 升，餐后 1 小时血糖 <7.8 毫摩 / 升或餐后 2 小时血糖 <6.7 毫摩 / 升。

孕期到底该增重多少

科学管理体重，可以有效避免因孕期体重增长不合理给孕妈妈和胎儿造成的不良影响，如高血糖、胎儿大等。孕期体重控制需要把握三个原则：饮食均衡、控制热量、适量运动。

孕前体重指数决定了你该增重多少

怀孕前BMI指数	判定情况	孕期体重应该增加多少	体重管理要求
<18.5	低体重	12.5~18千克	适当增加营养
18.5~24.9	正常体重	11.5~16千克	正常饮食，适度运动
25.0~29.9	超重	7~11.5千克	注意控制体重，防止体重增加过多
≥30.0	肥胖	5~9千克	严格控制体重

注：数据参考《中国糖尿病防治指南（2024版）》。

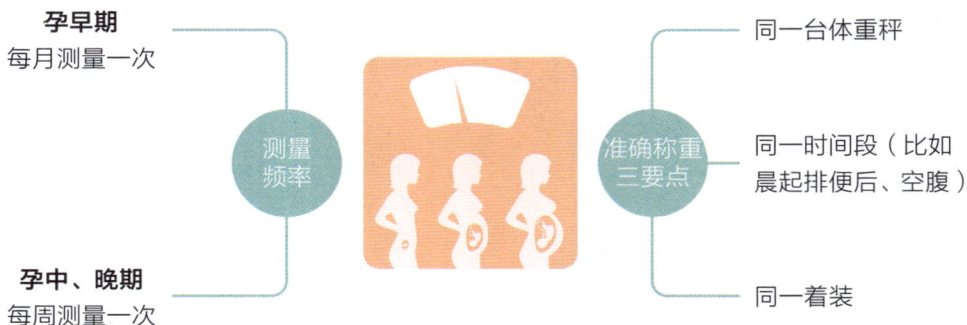

孕早期
每月测量一次

测量频率

孕中、晚期
每周测量一次

准确称重三要点

同一台体重秤

同一时间段（比如晨起排便后、空腹）

同一着装

怀孕吃多少，心里有杆秤

	孕早期	孕中期	孕晚期
碘盐	5克	5克	5克
油	25克	25克	25克
奶类	300克	300~500克	300~500克
大豆/坚果	15克/10克	20克/10克	20克/10克
鱼禽肉蛋类	130~180克 每周1次动物血或畜禽肝脏	150~200克 每周1~2次动物血或畜禽肝脏	175~225克 每周1~2次动物血或畜禽肝脏
蔬菜类	300~500克	400~500克	400~500克
水果类	150克	150~200克	150~200克
粮谷类	200~250克	200~250克	225~275克
薯类	50克	75克	75克
水	1500~1700毫升	1700毫升	1700毫升

注：表格的数据参考《中国居民膳食指南（2022）》《中国妊娠期糖尿病母儿共同管理指南（2024版）》来拟定，大家在日常生活中根据自己的生活地区和饮食习惯可做小幅度调整。

三餐
带量食谱举例

早餐
共463千卡

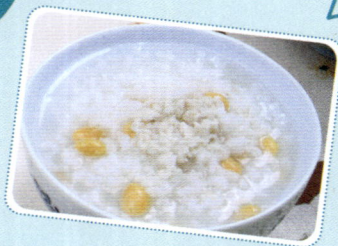

黄豆鱼蓉粥
黄豆35克、青鱼80克、白粥1小碗

蔬菜沙拉
黄瓜1根、花叶生菜150克、圣女果12个、洋葱50克、橄榄油2克

午餐
共464千卡

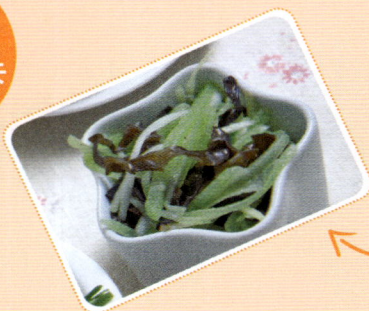

米饭
白米80克、小米20克

鲫鱼红豆汤
鲫鱼200克、红小豆25克

耳丝莴笋
莴笋150克、水发黑木耳100克、油2克

下午加餐 猕猴桃120克

晚餐
共745千卡

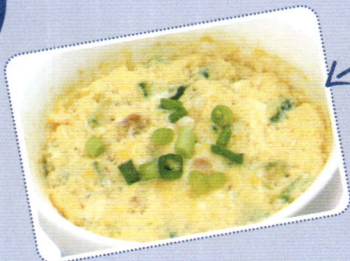

馒头
面粉125克

油菜蛋羹
鸡蛋1个、油菜叶50克、猪瘦肉50克、香油1克

炒素什锦
苦瓜50克、洋葱50克、胡萝卜50克、植物油3克

睡前加餐 牛奶150毫升（稍微加热）

早餐
共571千卡

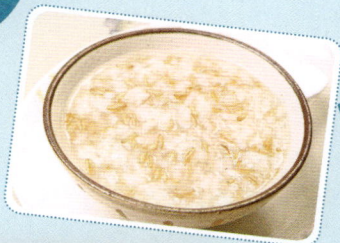

拌蔬菜
胡萝卜50克、菠菜50克

牛奶
250毫升

燕麦粥
燕麦片75克

煮带壳鸡蛋
1个（约60克）

上午加餐 橘子100克

午餐
共660千卡

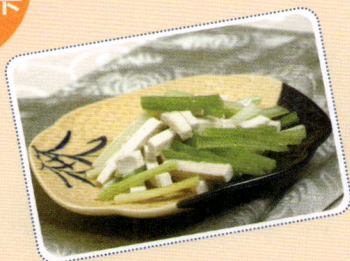

金银卷
小麦粉76克、玉米面37克

里脊片油菜
猪里脊肉50克、花生油5克、
油菜50克

芹菜豆干
花生油5克、豆腐干25克、芹
菜50克

下午加餐 樱桃100克

晚餐
共789千卡

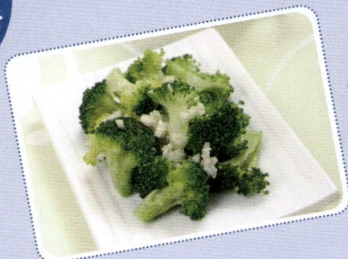

荞麦米饭
大米76克、荞麦37克

清炒西蓝花
西蓝花100克、花生油5克

柿椒鸡丝
青椒100克、鸡胸脯肉50克、
花生油5克

睡前加餐 龙须面（白水熟鸡蛋半个+麦粉50克、菠菜20克）

专题 糖尿病专家问答

Q 2 型糖尿病会遗传吗

A 如果父母有一方患糖尿病，子女得糖尿病的概率会比父母双方都没有糖尿病的人高。母亲患有糖尿病的人相比父亲患有糖尿病的人，得糖尿病的概率更高。如果父母都患有糖尿病，子女得糖尿病的概率会很高。但即使父母都患有糖尿病，子女若能注意饮食、控制体重、适当运动，并非一定会得糖尿病。

Q 多吃了食物需要加大口服降糖药剂量吗

A 一些患者在感到饥饿时常忍不住多吃饭，此时他们会采取自行加大服药剂量的方法，误认为饮食增加了，多吃点降糖药就能把多吃的糖抵消了。事实上，这样做不但使饮食控制形同虚设，而且加重了胰腺（胰岛）的负担，同时增加了低血糖及药物毒副作用的发生风险，对于病情的控制非常不利。

Q 饭吃得越少对病情控制越有利吗

A 不少病人只控制主食摄入，认为饭越少越好，甚至连续数年把主食控制在每餐仅吃半两到一两，由此造成两种后果：一是由于主食摄入不足，总热量无法满足机体代谢需要而导致体内脂肪、蛋白质过量分解，身体消瘦，营养不良甚至产生饥饿性酮症。二是认为已经控制了主食，油脂、零食、肉蛋类食物不加控制，使每日总热量远远超过适宜范围，而且脂肪摄入过多易并发高脂血症和心血管疾病，使饮食控制失败。其实，糖尿病饮食控制就是要控制摄入食物所产生的总热量与含热量较高的脂肪。相反，主食中含较多的复合碳水化合物，升血糖速率相对较慢，在适当范围内可增加其摄入量。

三餐这么吃，
平稳降血糖

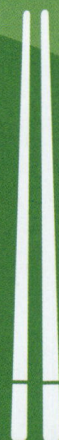

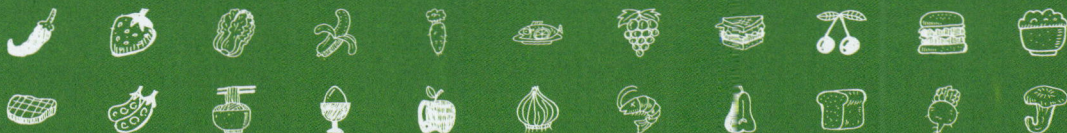

谷薯类这么吃

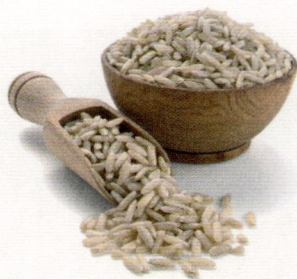

每天至少 3 餐，每餐主食不超 100 克

糖尿病专家均提倡"少量多餐"，建议每天吃不少于 3 顿饭，每顿饭的主食不超过 100 克。

主食不超过 100 克的好处

每顿主食不超过 100 克，胰岛细胞负担小，还能避免低血糖的发生。

把生重换算为熟重

这里说的主食是指粮食的生重（干重），不是熟重。开始时，病人和家属可以准确称量一下米、面再做饭，这样可以形成重量和体积方面的确切概念，以后就可以此为准。一般，大米（生重）和米饭（熟重）的比例为 1 : 2.5，即 100 克大米可以做成 250 克米饭；面粉（生重）和馒头或花卷（熟重）的比例为 1 : 1.5，即 100 克面粉可以做成 150 克馒头或花卷。

每天吃够 3 种全谷类食物

《中国居民膳食指南》建议：要注意粗细搭配，经常吃一些粗粮、杂粮和全谷类食物，每天最好能吃 50 ~ 100 克。而美国卫生与公共服务部发布的《美国人饮食指南》建议人们每天至少吃 3 份全谷物食品。只有当食物种类够"杂"，才能使营养均衡。

全谷物能调节血糖

与细粮相比，全谷物能防止血糖骤然升降。一项研究表明，很少吃全谷物的女性与每天吃 2 ~ 3 份全谷物的女性相比，后者患糖尿病的风险比前者低 30%。

每天吃够 3 种全谷物很容易

方案一： 燕麦片（早）+ 糙米饭（中）+ 小米杂粮粥（晚）
方案二： 全麦面包（早）+ 黑米饭（中）+ 芸豆高粱莲子粥（晚）
方案三： 煮全玉米（早）+ 燕麦饭（中）+ 薏米红豆汤（晚）

可以代替主食的薯类

土豆、红薯、芋头等薯类富含碳水化合物和膳食纤维，可以和主食交换着吃。

薯类吃多少

每周 5 次，每次 50～100 克，吃了薯类，就要相应减少主食的量，比如吃土豆 100 克，减少主食 25 克。

薯类怎么吃

1 薯类的皮中富含膳食纤维，将外皮洗干净后蒸（煮）至熟透食用。
2 薯类放至常温后再吃，太烫则易损伤食管黏膜，太凉则不利消化，易导致胀气。

主食做得干，血糖上升慢

研究证明，米粒的完整性越好，消化速度越慢，血糖上升越慢。一般米饭做熟后还能保持完整的颗粒，但是长时间熬制的粥米粒已经开花，升糖速度比米饭快得多，因此主食做得干，血糖更易稳定。

糖尿病患者喝粥最好选用粗杂粮，如高粱、玉米糁、燕麦片、绿豆、红小豆、白扁豆、芸豆……这些粗杂粮不仅可增加膳食纤维，而且可使血糖降低。最好是煮粥的原料中豆类占一半以上，这样主食更干，更有助于控制血糖。另外，熬粥的时间不要太长，在做熟的基础上应尽量保持豆子和米粒的完整性。

制作混合主食，降餐后血糖

糖尿病患者在煮饭的时候，不妨用部分糙米、大麦、燕麦、小米、玉米粒等粗粮和白米饭等细粮"合作"，还可以在精白米面中加入豆类杂粮做成豆饭、荞麦饭、杂粮面点等，口感会比较好。最好先把粗粮在水里泡一夜，以便煮的时候与米同时成熟。

另外，煮饭时加入绿色的豌豆、黄色的玉米粒（或橙色的胡萝卜粒），既美观，又提供了维生素和类胡萝卜素，有利于预防糖尿病合并眼病；选择紫米、黑米、红米与白米搭配食用，也能提供大量的花青素类抗氧化成分，能预防糖尿病合并心血管疾病。

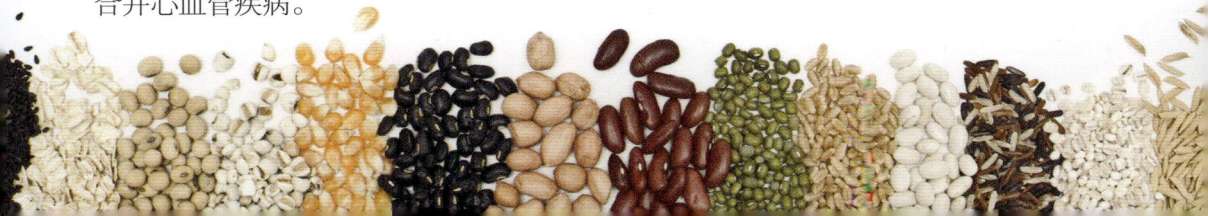

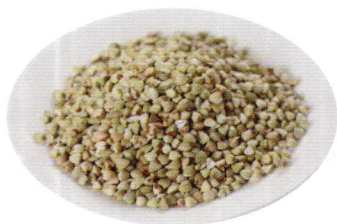

荞麦

富含降血糖的铬和矾

热量： 319千卡/100克可食部分
血糖生成指数：54

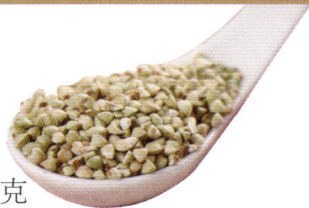

推荐用量：60克/日

4勺（15毫升的大勺）荞麦（生重）≈ 60克

为什么对糖尿病患者有益

荞麦中含有铬，铬能增强胰岛素活性，加速糖代谢。荞麦所含的膳食纤维可帮助改善糖耐量，控制餐后血糖。另外，苦荞麦中含有荞麦糖醇，能调节胰岛素活性，也有很好的降糖效果。

三餐烹调指导方法

● 荞麦磨成粉，做成荞麦馒头、荞麦煎饼、荞麦面条。荞麦煎饼松软、口感好；用肉末和黄瓜拌荞麦面条，清爽不腻，容易消化。

● 用荞麦粉和面的时候加入一些细粮，可弥补荞麦粉延展性和弹性差的缺点，营养也会更均衡，更有益于身体健康。

对糖尿病患者有益的吃法

☑荞麦＋牛奶

荞麦中缺少精氨酸、酪氨酸，而牛奶富含优质蛋白质，两者搭配食用，营养更均衡，有利于糖尿病患者病情的稳定和免疫力的维持。

☑荞麦＋薏米

两者搭配可以抑制餐后血糖升高。

医生悄悄告诉你

糖尿病患者吃荞麦有诀窍

目前市场上也有荞麦片、荞麦挂面、荞麦面包等出售，糖尿病患者可以根据自己的口味和习惯进行选择。特别是荞麦中的苦荞，其性平、味苦，中医认为苦能清泄，可止渴、清热泻火，对糖尿病起治疗作用。荞麦馒头与肉类、蛋类或蔬菜类食物一起食用，既营养又降血糖。另外，吃完荞麦后1小时内要多喝些水，以促进消化。

◎ 调理糖尿病特效食谱推荐

荞麦菜卷

增强胰岛素活性

早餐 ☑   中餐 ☑   晚餐 ☐

材料 荞麦面100克，鸡蛋1个（约60克），土豆丝50克，青、红柿子椒丝各25克。

调料 葱花、盐各适量，植物油5克。

做法

1 鸡蛋磕入碗内，打散；荞麦面加水、鸡蛋液和盐拌匀，做成面糊；平底锅置小火上，用刷子在锅底刷一层薄薄的植物油，待油烧至五成热，舀入一勺面糊，摊平，烙至两面微黄。

2 炒锅加植物油烧热，炒香葱花，倒入土豆丝炒至八成熟，加青、红柿子椒丝炒熟，用盐调味，盛出，卷在煎熟的荞麦饼中食用即可。

荞麦菜卷巧用油可控血糖

做荞麦菜卷的过程中，可以用刷子在锅底刷一层薄薄的油，这样可以避免倒油的时候多倒，从而减少了油脂的摄入，更适合糖尿病患者食用。

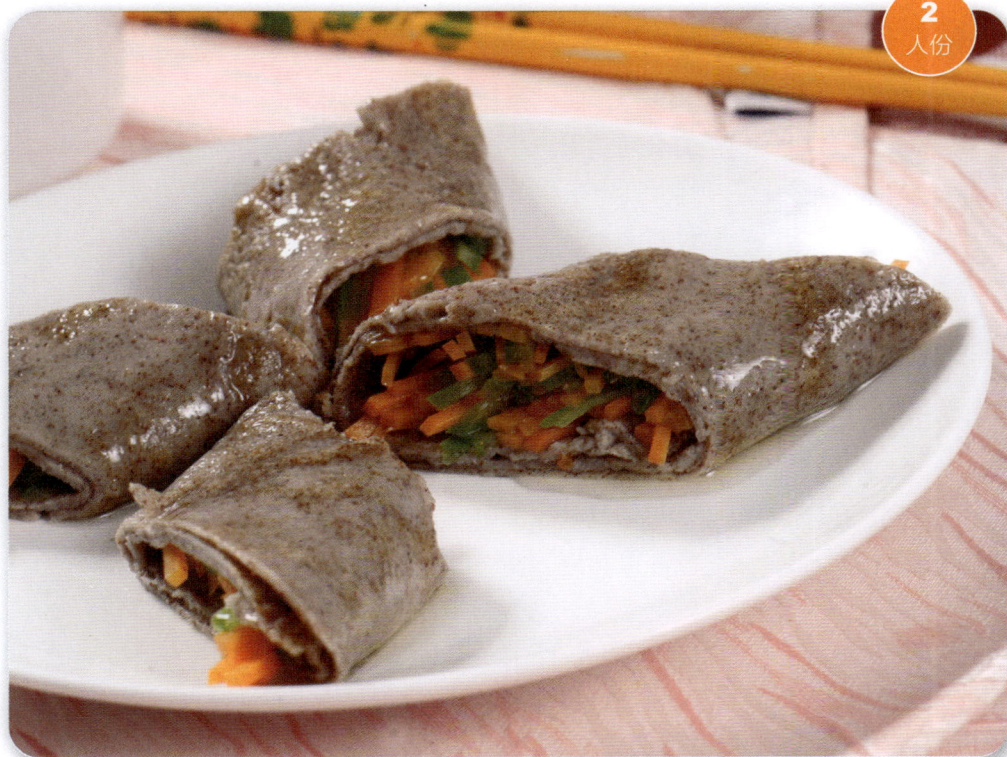

2 人份

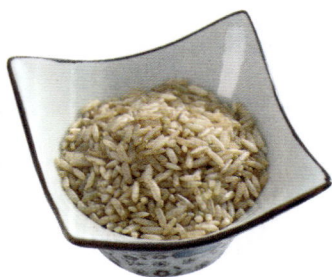

糙米

防止血糖骤然升降

热量：348千卡/ 100克可食部分

推荐用量：50 克 / 日

4 勺（15 毫升的大勺）糙米（生重）≈ 40 克

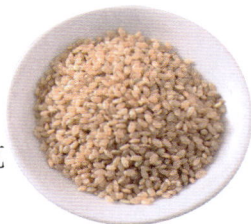

为什么对糖尿病患者有益

糙米中的淀粉被粗纤维组织所包裹，人体消化吸收速度较慢，因而能很好地控制血糖；同时，糙米中的锌、铬、锰、钒等微量元素有利于提高胰岛素的敏感性，对糖耐量减低的人很有帮助。

三餐烹调指导方法

● **早上／晚上喝粥：**糙米浸泡时间越长，煮的时候就越容易烂，容易促进餐后血糖升高，所以糖尿病患者食用糙米应尽量减少浸泡时间，短时浸泡（1~2 小时）可软化糙米，减少烹饪时间，同时还能保证营养成分尽可能不丢失。此外，糙米等谷类食物熬煮得越烂，淀粉糊化的程度越高，就会使血糖升得更快。因此，将糙米煮至微黏但不软烂为好。

● **中午吃饭：**可搭配大米等主食一起食用，促进营养成分的吸收。

对糖尿病患者有益的吃法

✔ **糙米 + 大米**

粗细搭配、营养互补。可帮助糖尿病患者平衡饮食，降低大米粥的升糖作用。

✔ **糙米 + 大豆**

控制血糖，补充植物蛋白及多种维生素，促进胃肠蠕动，减轻消化道负担，延缓血糖升高。

医生悄悄告诉你

糙米做饭团凉着吃

糙米中的常见多酚类抗氧化剂阿魏酸对糖尿病肾病具有预防和治疗作用，不过糙米饭刚煮出来趁热吃，血糖升高较快。糖尿病患者可将糙米做成饭团、饭卷，凉着吃，对降血糖有益。

调理糖尿病特效食谱推荐

薏米红豆糙米饭

控制血糖上升速度

早餐 □　中餐 ☑　晚餐 □

材料 糙米125克，薏米50克，红小豆25克。

做法

1. 薏米、糙米、红小豆分别淘洗干净。
2. 把薏米、红小豆和糙米一起倒入高压锅中，倒入没过米面2个指腹的清水，盖上锅盖，以中火煮熟即可。

糙米饭怎么煮降血糖

糙米需要较长时间的蒸煮才能熟透，可用高压锅进行蒸煮，以免加重糊化程度，提高血糖生成指数。有的家庭在做糙米饭的时候不知道糙米和精米的量如何配比，其实只需依照个人口感调整比例即可，还可以在煮饭过程中放入豆类，味道更佳。

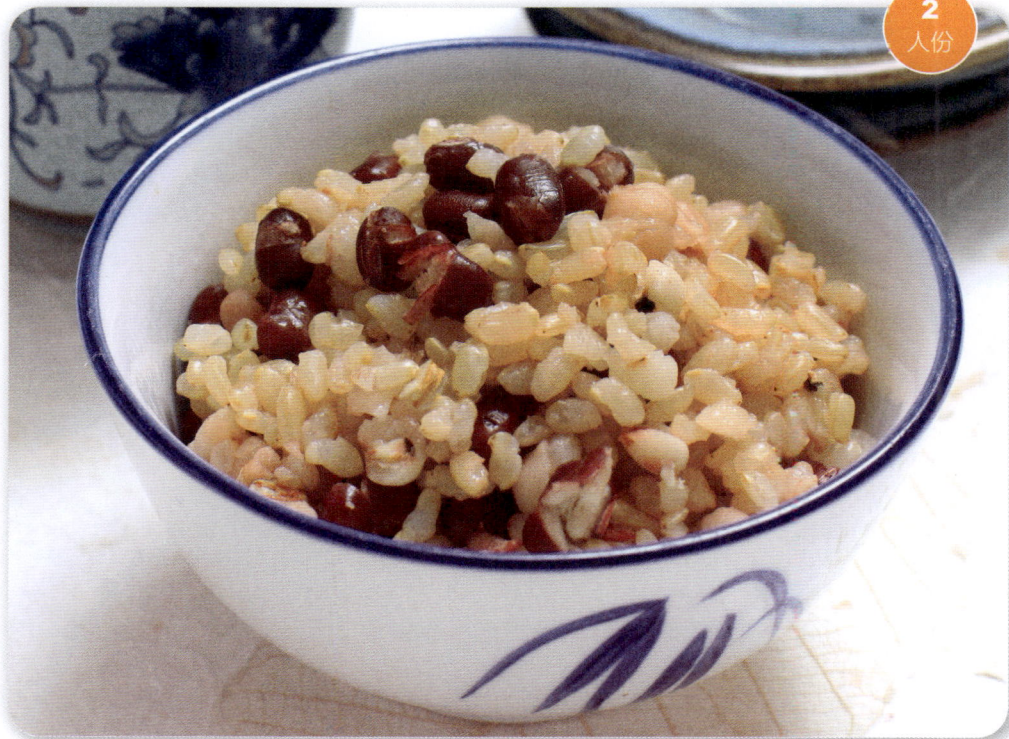

2 人份

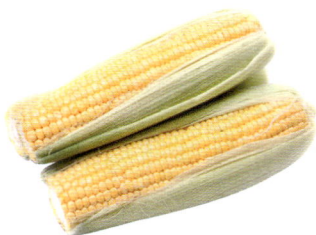

玉米

调节胰岛素分泌

| 热量：112千卡/100克可食部分 |
| 血糖生成指数：55 |

推荐用量：100～150 克 / 日

1 根 160 克的小（鲜）玉米可食部分 106 克

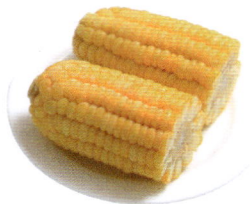

为什么对糖尿病患者有益

玉米富含谷胱甘肽，能清除对胰岛素不利的自由基，可以稳定机体血糖水平。玉米含活性多糖，能减少肝糖原的释放，有助于降低血糖水平。另外，玉米中还含有丰富的膳食纤维以及镁元素，膳食纤维能降低血糖、血脂，改善糖耐量，而镁则能强化胰岛素功能。

三餐烹调指导方法

● **选用老玉米**：糖尿病患者在选择玉米时，应选择含膳食纤维较多的老玉米，少吃甜玉米和糯玉米，对血糖有很好的控制作用。

● **早、晚食用**：玉米最好蒸煮食用，这样可最大限度地激发其抗氧化活性，有利于糖尿病患者的健康。

对糖尿病患者有益的吃法

☑ **玉米 + 豆类**

玉米蛋白质中缺乏色氨酸，长期单一食用玉米易发生糙皮病，所以宜与富含色氨酸的豆类搭配食用。

☑ **玉米 + 松仁**

松仁富含亚油酸、亚麻酸等不饱和脂肪酸，可以降低血液黏稠度。玉米富含膳食纤维，可促进肠道蠕动，促进胆固醇的排出。两者搭配可调节血糖、预防心脏病。

医生悄悄告诉你

焯烫、榨汁稳定血糖

玉米用沸水焯烫，可减少炒菜过程中的用油量，降低油脂摄入量，有利于糖尿病患者食用。把玉米打成汁喝，既保留了丰富的营养素，又有利于稳定血糖。

调理糖尿病特效食谱推荐

小窝窝头

早餐 □　中餐 □　晚餐 ☑　　2 人份

调节胰岛素分泌

材料 玉米面（黄）150克，黄豆面100克，泡打粉少许。

做法

1 将材料混匀，加入温水，边加边搅动，直至和成软硬适中的面团。

2 取一小块面团，揉成小团，套在食指指尖上，用另一只手配合着将面团顺着手指推开，轻轻取下来，放入蒸锅里；大火烧开后继续蒸10分钟即可。

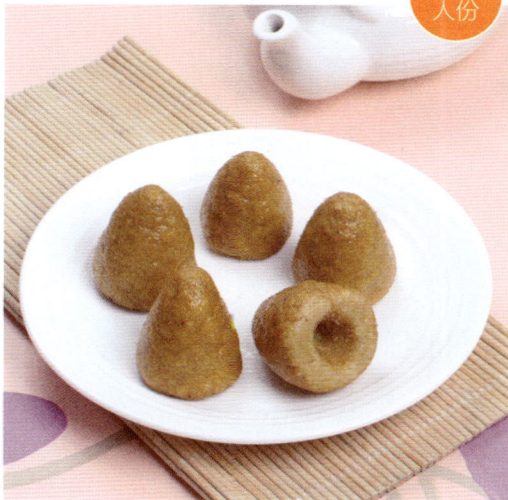

空心菜炝玉米

早餐 ☑　中餐 ☑　晚餐 ☑　　2 人份

促排泄，降血糖

材料 空心菜200克，玉米粒75克。

调料 干辣椒、花椒各3克，盐、植物油各少许。

做法

1 将玉米粒洗净，放入沸水锅中煮熟；空心菜洗净下入沸水锅中焯一下，切段，备用。

2 锅置大火上，放入植物油，下干辣椒炸至棕红，下花椒炒香。

3 倒入玉米粒、空心菜段炒熟，加盐调匀，起锅即可。

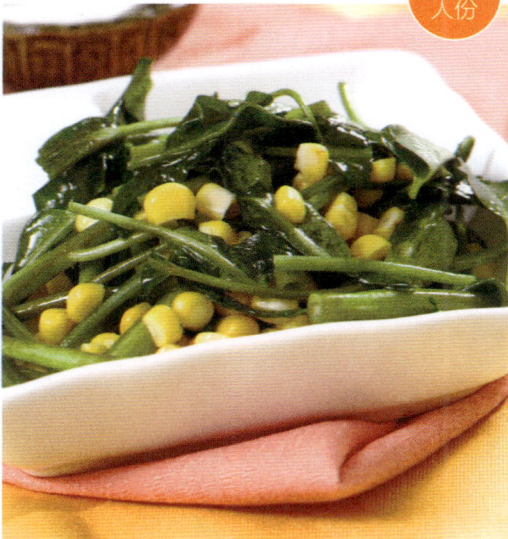

蒸玉米面减少用油量

玉米面通过蒸的方法做成窝头，减少了用油量，更适合于糖尿病患者食用。

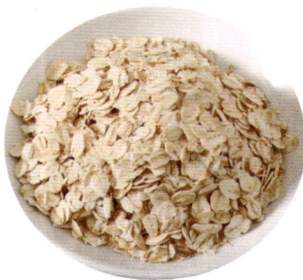

燕麦

餐后血糖上升过快的克星

热量：338 千卡/100克可食部分
血糖生成指数：55

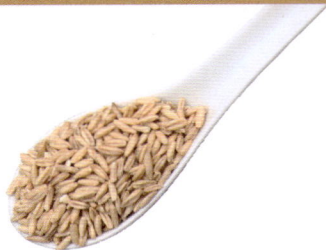

推荐用量：50 克/日

3 勺（15 毫升的大勺）燕麦米（生重）≈ 45 克

为什么对糖尿病患者有益

　　燕麦中的水溶性膳食纤维不仅能提高胰岛素受体的敏感性，而且能促进胃排空，使餐后血糖保持稳定。燕麦中含不饱和脂肪酸、皂苷等，可降低血液中胆固醇与甘油三酯的含量，预防糖尿病合并高脂血症。

三餐烹调指导方

　　● **早上／晚上喝粥：**燕麦性凉，早上煮粥时建议混合黑米、紫米、糙米等富含粗纤维的温性谷物，既养胃气，又有助于降血糖。晚上可用燕麦片加牛奶或少量切碎的瘦肉一起煮，这样易消化。

　　● **中午吃饭：**燕麦煮饭口感不好，很少用其单独煮饭。一般在煮米饭时加点燕麦籽粒，算作主食的一部分。

对糖尿病患者有益的吃法

　　☑ **燕麦 + 牛奶**
　　补充优质蛋白质及钙，有助于降血脂、降血糖，还可以通便。

　　☑ **燕麦 + 山药**
　　降血糖、降血压、减肥，是糖尿病、高血压病、高脂血症患者的膳食佳品。

医生悄悄告诉你

燕麦产品，哪种更适合糖尿病患者

　　燕麦分国外种植较多的皮燕麦和国内传统种植的裸燕麦（俗称莜麦）两大类型。将整粒燕麦直接用刀一切两半，或者切成四半，就是燕麦籽粒。研究发现，这样的燕麦碎没有磨掉外皮，富含 β-葡聚糖，控制血糖生成和血脂的效果很好，血糖生成指数在40～60之间，非常适合"三高"人士。如果把整个燕麦粒直接碾压成大片，就是生燕麦片了。它和燕麦碎一样，也很适合"三高"人士，血糖生成指数在40～70之间。

调理糖尿病特效食谱推荐

燕麦米饭

有助控糖

早餐 ☐　中餐 ☑　晚餐 ☐

材料 大米100克，燕麦米50克。

做法

1 将燕麦米淘洗干净，浸泡一夜；大米淘洗干净。

2 将燕麦米和大米放入电饭锅中，加入适量清水，按下"煮饭"键，待米饭熟后再闷10分钟即可。

燕麦和大米一块煮利于控糖

燕麦米较粗糙，煮饭时与大米是好搭档，很适合糖尿病患者食用。实验证明，做米饭时加20%的燕麦米，饭后5分钟的血糖上升值只有吃纯大米饭时的一半，而且加燕麦米后，米饭更有嚼头、更甜。燕麦米最好先泡再煮，这样口感更好。

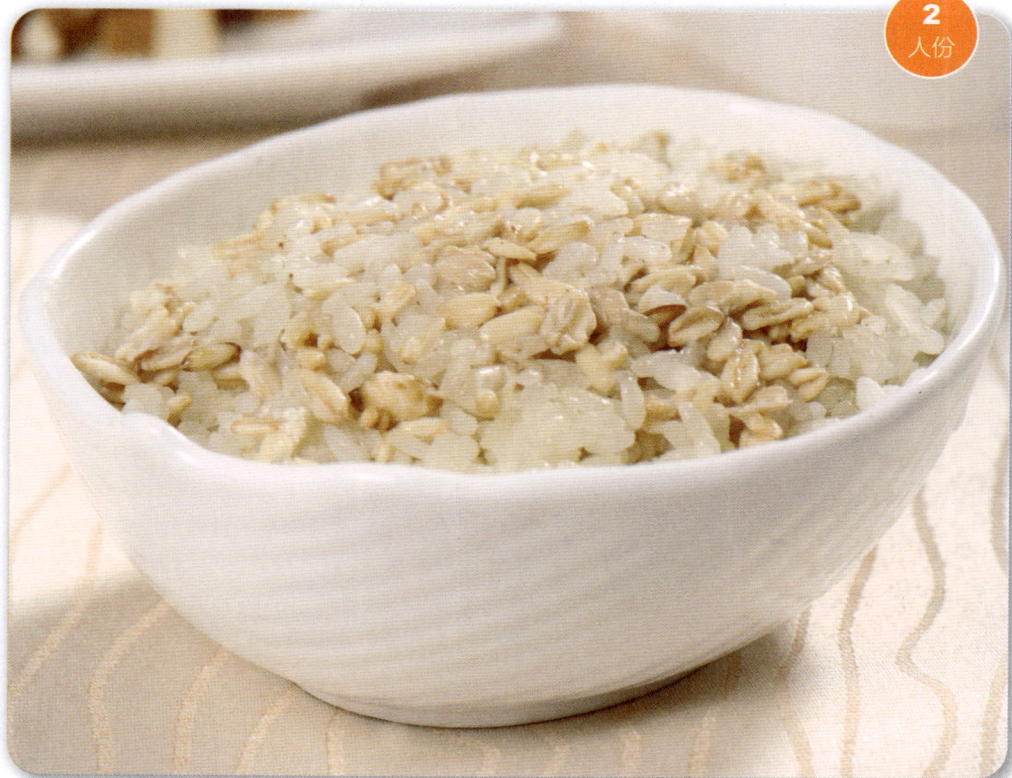

2
人份

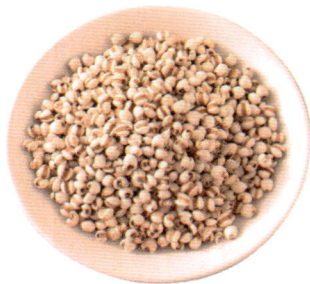

薏米

保护胰岛 β 细胞

热量：　361千卡/100克可食部分

推荐用量：50～100 克 / 日

1 勺（15 毫升的大勺）薏米（生重）≈ 20 克

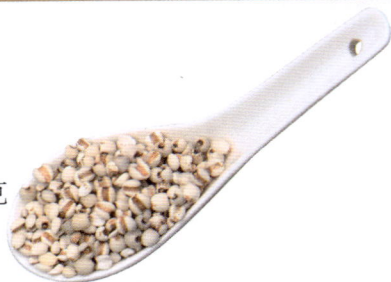

为什么对糖尿病患者有益

薏米所含多糖有降糖作用，可抑制氧自由基对胰岛 β 细胞膜的损伤。此外，薏米中的膳食纤维可延缓餐后血糖的上升速度，也可降低血液中的胆固醇及甘油三酯，进而降低血脂。

三餐烹调指导方法

● **冷水淘洗：**淘洗薏米时宜用冷水轻轻淘洗，不要用力揉搓，以免造成水溶性维生素的流失。

● **煮粥：**薏米和白果同时煮粥，具有健脾除湿、清热排脓的作用，适用于糖尿病脾虚泄泻、痰喘咳嗽等患者。煮薏米粥应用大火，可以降低淀粉糊化程度，适合糖尿病患者食用。

对糖尿病患者有益的吃法

✓ **薏米 + 红小豆**

两者搭配食用可利尿、降低血糖，还对糖尿病并发肥胖症、高脂血症有一定的防治作用。

✓ **薏米 + 山药**

两者同食可抑制餐后血糖急剧上升，同时也可避免胰岛素分泌过剩，能使血糖得到较好调节。

医生悄悄告诉你

薏米榨成汁降糖，营养素流失少

将薏米打成汁，可以保全薏米中多种具降血糖作用的营养素，糖尿病患者经常食用，有一定降糖效果。

调理糖尿病特效食谱推荐

薏米山药粥

利尿降糖

材料 薏米、大米各50克，山药30克。

做法

1 将薏米和大米分别淘洗干净，薏米浸泡4小时，大米浸泡30分钟；山药洗净，去皮，切成丁。

2 锅置火上，倒入适量清水，放入薏米煮软，再加入山药丁、大米，大火煮至山药熟、米粒熟烂即可。

早餐□ 中餐☑ 晚餐☑

2人份

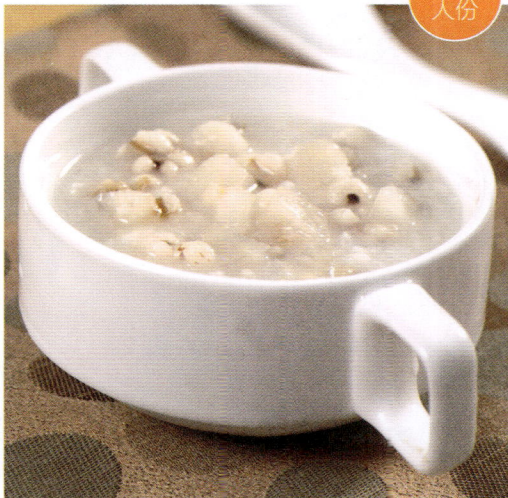

草莓薏米酸奶

抑制血糖上升速度

材料 鲜草莓100克，薏米50克，原味酸奶200毫升。

做法

1 薏米洗净，用清水浸泡2小时，然后放入锅中煮至软烂，捞出，晾凉；草莓洗净去蒂，切成小块。

2 将薏米、草莓块、原味酸奶一起放入搅拌机中，搅拌均匀即可。

早餐☑ 中餐☑ 晚餐☑

2人份

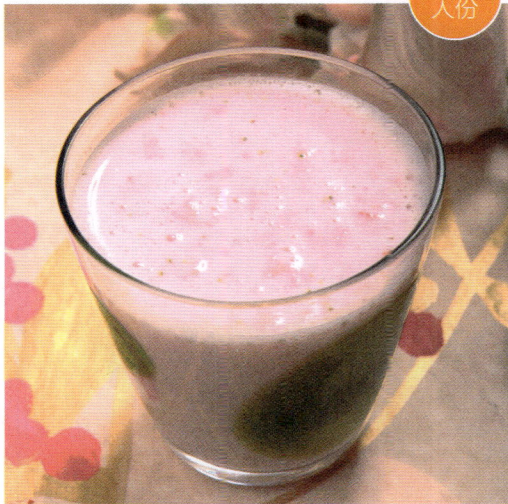

糖尿病患者睡前要加餐吗？

晚上加餐的目的是补充血中的葡萄糖，这样才能保证夜晚血糖水平不至于过低。睡前要不要加餐，取决于睡前的血糖水平。如果睡前血糖水平高于10毫摩/升，那就没有必要额外加餐；如果血糖水平低于10毫摩/升，那就需要加餐。

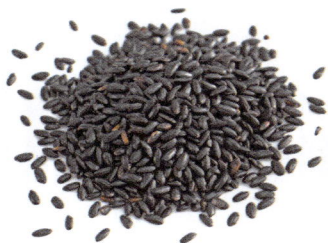

黑米

提高胰岛素的利用率

| 热量：341 千卡/ 100克可食部分 |
| 血糖生成指数：55 |

推荐用量：50 克 / 日

3 勺（15 毫升的大勺）黑米（生重）≈ 50 克

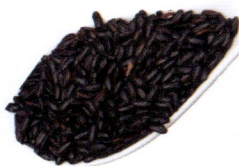

为什么对糖尿病患者有益

黑米中的膳食纤维，可以提高胰岛素的利用率，延缓小肠对糖类和脂肪的吸收，控制餐后血糖的上升速度。黑米中富含黄酮类活性物质，能够预防动脉硬化。

三餐烹调指导方法

● **焖饭：** 如果煮黑米饭，黑米和水的比例为 1∶2.5 为宜，煮的时候先用大火煮，最好打开锅盖，等水不会溢出后就转最小的火慢慢焖，焖 20 ~ 30 分钟即可。

● **煮粥：** 多用黑米和花生、豆类同煮粥，最好用高压锅烹煮，只需 20 分钟左右即可食用。黑米粥若不煮烂，不仅大多数营养素不能溶出，而且食用后易引起消化不良。

对糖尿病患者有益的吃法

✓ **黑米 + 大米**

两者一起食用，可防止餐后血糖急剧上升，平稳血糖。

✓ **黑米 + 燕麦**

两者一起食用，可降低胆固醇，具有延缓衰老、美白肌肤的功效。

医生悄悄告诉你

浸泡黑米的方法

黑米口感粗糙，为了便于熬制，使它较快地变软，最好预先浸泡一下。一般夏季要用水浸泡一昼夜，冬季浸泡两昼夜。天然黑米表层的黑色是水溶性色素，在煮黑米的过程中，温度越高黑米掉色越快。为了避免黑米所含的色素在浸泡中溶于水，浸泡之前可用冷水轻轻淘洗，不要揉搓；泡米用的水要与米同煮，不能丢弃，以保存其中的营养成分。

◯ 调理糖尿病特效食谱推荐

黑米茶

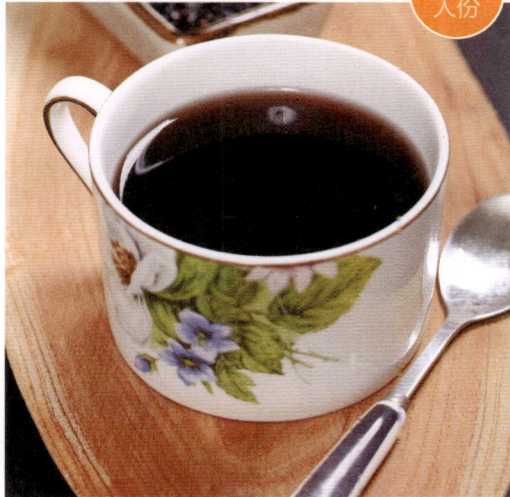

早餐 ☑　中餐 ☑　晚餐 ☑　　2 人份

提高胰岛素的利用率

材料 黑米100克。

做法

1 将黑米用清水淘洗干净，控干水分。

2 将黑米用大火炒5分钟，然后转小火继续炒15～20分钟，炒至黑米开裂，露出白色的米心即可。

3 每次冲泡时取20～40克黑米，加500毫升开水，闷10分钟后即可饮用。

黑米面馒头

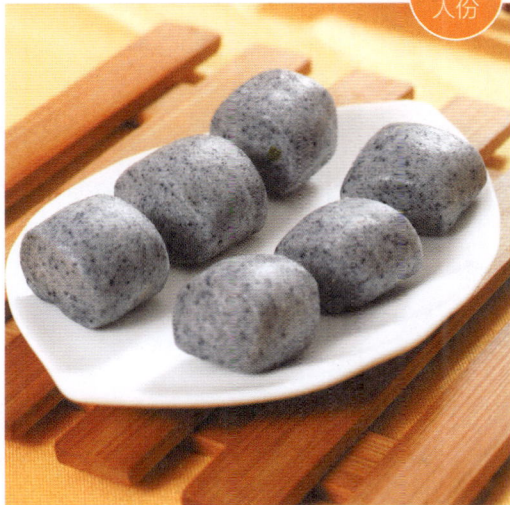

早餐 ☑　中餐 ☑　晚餐 ☑　　2 人份

延缓血糖升高速度

材料 面粉50克，黑米面25克，酵母适量。

做法

1 酵母用35℃的温水化开并调匀；面粉和黑米面倒入盆中，慢慢地加酵母水和适量清水搅拌均匀，揉成光滑的面团。

2 将面团平均分成若干小面团，揉成团，制成馒头生坯，饧发30分钟，送入烧沸的蒸锅蒸15～20分钟即可。

黑米面蒸馒头延缓血糖升高速度

如果只是用黑米面做馒头，虽具有降糖效果，但是口感不是太好，可以在黑米面中加一些小麦面粉，既能延缓血糖升高速度，又能保持口感美味。

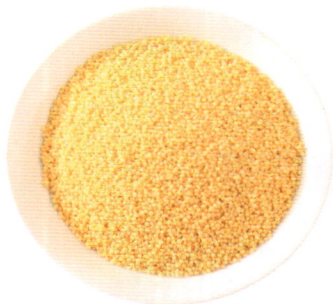

小米

参与糖类和脂肪的代谢

热量：	361千卡/ 100克可食部分
血糖生成指数：	71

推荐用量：50 克 / 日

3 勺（15 毫升的大勺）小米（生重）≈ 45 克

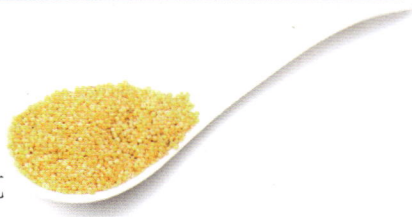

为什么对糖尿病患者有益

小米中的维生素 B$_1$ 可参与糖类和脂肪的代谢，能帮助葡萄糖转变成热量，控制血糖。小米对糖尿病患者服药引起的肠道反应有辅助治疗作用。

三餐烹调指导方法

● **早上／晚上喝粥**：早晨煮小米粥，可添加莲子、百合、核桃仁、栗子以及豆类同煮，不仅味道好，而且可以降低小米粥的血糖生成指数。煮小米粥时不宜放碱，因为碱会破坏小米中的维生素，造成营养流失，不利于血糖的控制。

● **中午吃饭**：小米还可以磨成面粉搭配小麦粉等，用于制作烘烤饼、煎饼、杂粮馒头，中餐可与其他主食同吃。

对糖尿病患者有益的吃法

☑ **小米 + 大豆**

小米中缺乏赖氨酸，而大豆富含赖氨酸，两者同食，可以使营养更加均衡。

☑ **小米 + 牡蛎**

牡蛎中缺乏色氨酸、蛋氨酸，搭配蛋氨酸和色氨酸含量较高的食物，如小米、豆腐等，可以营养互补。

医生悄悄告诉你

糖尿病患者这样吃小米更健康

小米含赖氨酸较少，糖尿病患者不宜以小米为主食，最好和肉类、蔬菜同食，这样不仅可以提供更全面的氨基酸种类，还可以降低小米的升糖速度。

◎ 调理糖尿病特效食谱推荐

杂粮馒头

利于控制餐后血糖

早餐 ☑ 中餐 ☑ 晚餐 ☑ 3 人份

材料 小米面100克，黄豆面50克，面粉50克，酵母5克。

做法

1 将酵母用温水化开并调匀；所有材料倒入容器中加酵母水和成面团，饧发40分钟。

2 将饧发好的面团搓粗条，切成大小均匀的面剂子，逐个团成圆形，制成馒头生坯，再次饧发至原来的2倍大，送入烧开的蒸锅内蒸15~20分钟即可。

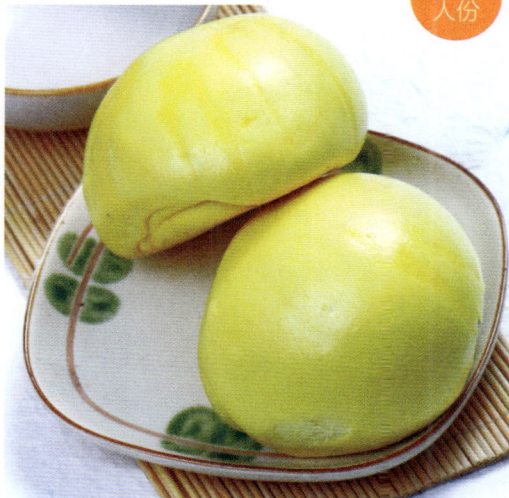

小米大枣粥

降糖，改善睡眠

早餐 ☑ 中餐 ☑ 晚餐 ☑ 3 人份

材料 小米100克，大枣30克，红小豆15克。

做法

1 红小豆洗净，用水浸泡8小时以上；小米淘洗干净；大枣洗净。

2 锅置火上，倒入适量清水烧开，加红小豆煮至半熟，再放入洗净的小米、大枣，煮至烂熟成粥即可。

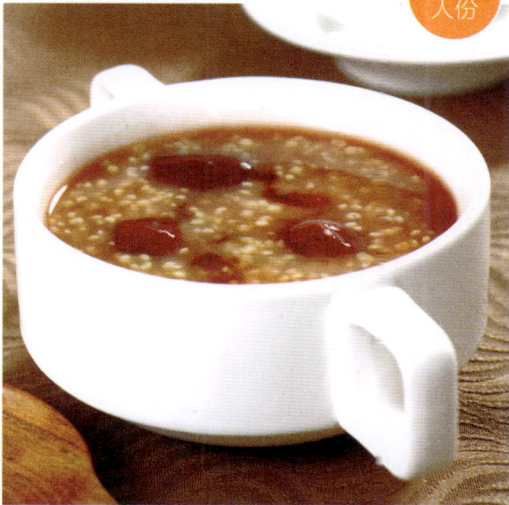

小米熬粥营养素流失少降糖效果好

小米中的维生素B₁有助于体内葡萄糖转变成热量，控制血糖，加上用熬煮的制作方法，营养素流失少，糖尿病患者常吃，降糖效果佳。

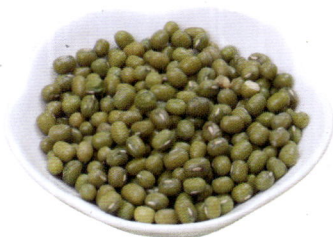

绿豆

降低空腹、餐后血糖

热量：	329千卡/100克可食部分
血糖生成指数：	27

推荐用量：40 克 / 日

2勺（喝汤常用的小瓷勺）绿豆 ≈ 40 克

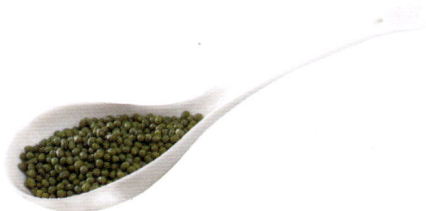

为什么对糖尿病患者有益

绿豆的血糖生成指数比谷物低，对糖尿病患者空腹血糖、餐后血糖的降低有一定辅助作用。中医认为，绿豆有止渴降糖、消水肿、利小便的作用，对糖尿病合并肾病有一定的治疗作用。

三餐烹调指导方法

● **早上／晚上喝粥、汤**：糖尿病患者在做绿豆粥或绿豆汤时，绿豆不宜煮得过烂，煮得太烂会破坏绿豆所含的有机酸和维生素，其清热解毒、控制血糖的功效会大打折扣，煮至绿豆稍开花即可。也可将绿豆提前用蒸锅蒸熟，然后再用来煮粥，这样降糖效果更好。

● **中午吃饭**：绿豆可生成绿豆芽，在生成绿豆芽的过程中维生素 C 的含量大大增加，并且绿豆芽热量极低，糖尿病高危人群可在午餐时当做菜品适当食用。

对糖尿病患者有益的吃法

☑ **绿豆 + 百合**

百合有清火润肺的功效，绿豆最显著的功效是清热解毒，两者搭配，可养阴生津。

☑ **绿豆 + 西瓜皮**

绿豆性味甘凉，可清热去火，西瓜皮性味甘寒，能清热解暑、除烦止渴，两者搭配，能缓解糖尿病患者烦渴多饮的症状。

医生悄悄告诉你

不要加碱来缩短煮绿豆的时间

很多人觉得泡绿豆和煮绿豆很花费时间，所以干脆加点碱来缩短煮绿豆的时间，殊不知这样做会破坏绿豆的抗氧化活性，降低营养价值，所以想吃绿豆粥，还是提前泡一泡或蒸一下比较好。

◉ 调理糖尿病特效食谱推荐

玉米绿豆饭

抑制餐后血糖升高

早餐 ☑ 中餐 ☑ 晚餐 ☑   2 人份

材料 绿豆、玉米（黄）、大米各50克。

做法

1. 绿豆、玉米、大米分别淘洗干净；大米浸泡20分钟；玉米浸泡4小时；绿豆浸泡一晚，用蒸锅蒸熟，待用。
2. 用电饭锅做米饭，先将浸泡好的玉米入锅煮开约15分钟，后加入大米、绿豆做成米饭即可。

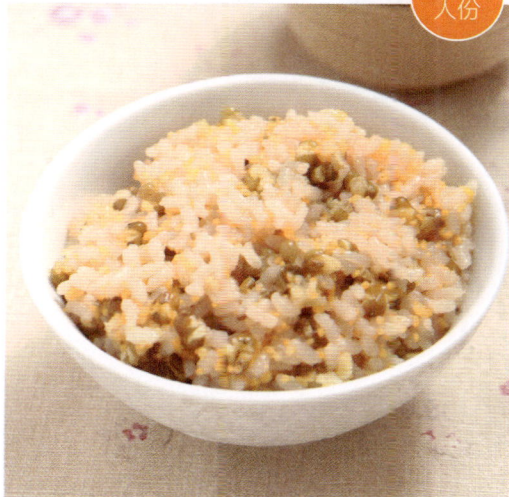

苦瓜绿豆汤

降血糖、消暑

早餐 ☑ 中餐 ☑ 晚餐 ☑   2 人份

材料 苦瓜100克，绿豆25克，陈皮少许。

做法

1. 绿豆洗净，浸泡30分钟；苦瓜洗净，去瓤，切块；陈皮洗净备用。
2. 锅置火上，加入适量清水，放入陈皮，煮沸后放入绿豆煮25分钟，再放入苦瓜煮约15分钟至绿豆熟即可。

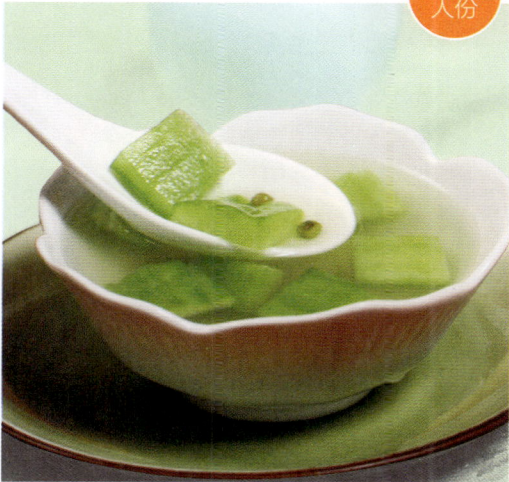

烹饪绿豆不用铁锅

绿豆皮中所含的单宁遇铁后会发生化学反应，生成黑色的单宁铁，使绿豆汤汁变为黑色，影响其味道及人体的消化吸收，所以糖尿病患者在烹饪绿豆时，不要使用铁锅。

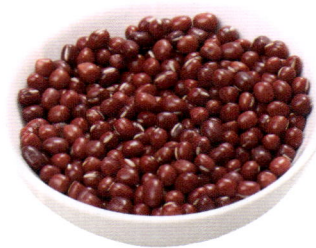

红小豆

提高胰岛素的敏感性

热量：324 千卡/100克可食部分

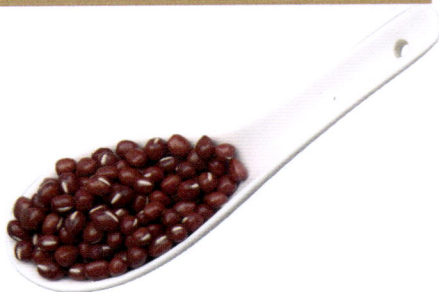

推荐用量：30 克 / 日

1.5 勺（15 毫升的大勺）红小豆 ≈ 30 克

为什么对糖尿病患者有益

红小豆含糖量少，是糖尿病患者的理想食品，其所含的可溶性膳食纤维可延缓血中葡萄糖的吸收，食用后血糖上升速度较慢。红小豆可控制血压和胆固醇水平，预防高血压和高脂血症。

三餐烹调指导方法

● **早上做成豆浆：** 早晨可用红小豆做豆浆饮用，但红小豆要充分浸泡，这样用豆浆机打出来的豆浆营养更完全，加入木糖醇调味，适合糖尿病患者饮用。

● **中午吃饭：** 红小豆豆质较硬，需提前浸泡 8～12 小时，中午可与大米一同蒸，与主食同步食用。

● **晚饭做汤：** 晚饭可用红小豆做汤，加入适量的紫菜，这样就可以不放盐，从而降低盐的摄入，适合糖尿病患者饮用。

对糖尿病患者有益的吃法

☑ **红小豆 + 冬瓜**

两者搭配食用利水消肿的作用更好，尤其是对糖尿病引起的水肿效果更佳。

☑ **红小豆 + 薏米**

红小豆和薏米都具有利水消肿的功效，两者搭配，利水消肿的效果会更明显，用于辅助治疗肾炎水肿的效果很好。

医生悄悄告诉你

红小豆不宜经常食用

红小豆性平偏凉，糖尿病患者若有阳虚症状，最好不要经常吃，每周吃2～3次即可，也可变换其他豆类来吃。

调理糖尿病特效食谱推荐

红豆饭

早餐 ☑　中餐 ☑　晚餐 ☑　　2 人份

避免血糖波动

材料 大米100克，红小豆50克。

做法

1. 大米淘洗干净；红小豆洗净，浸泡2~3小时。
2. 大米和浸泡好的红小豆倒入电饭锅中，加适量清水，盖上锅盖，按下"蒸饭"键，蒸至电饭锅提示米饭蒸好即可。

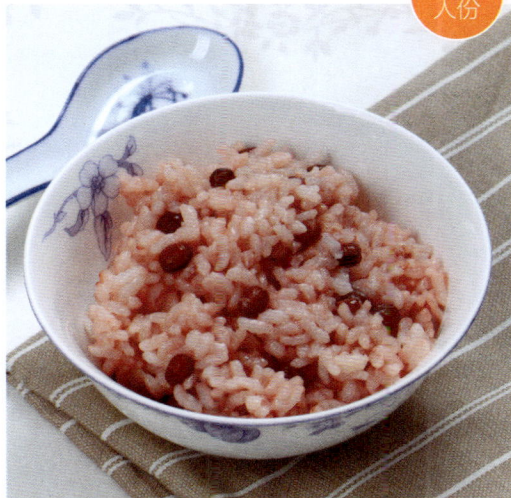

莲藕紫菜红豆汤

早餐 ☑　中餐 ☑　晚餐 ☑　　2 人份

延缓餐后血糖吸收

材料 莲藕150克，红小豆25克，紫菜（干）20克。

做法

1. 莲藕去皮用清水洗净，切块备用；紫菜浸洗去净泥沙；红小豆洗净浸泡3小时。
2. 将红小豆、莲藕放入砂锅内，加入适量清水大火煮开，小火炖煮1.5小时，加紫菜调味即可。

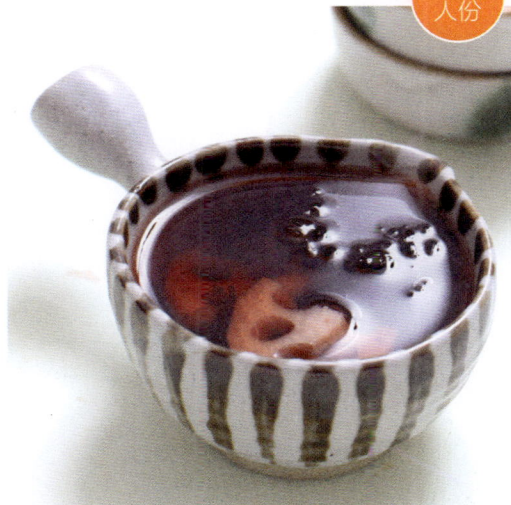

蒸红豆饭时间要恰当

红小豆尽量用水浸泡至软，这样熟得更快。当电饭锅提示米饭蒸好后，就要把米饭盛出来，不要继续使其受热，这样可以降低米饭的淀粉糊化程度，更适合糖尿病患者食用。

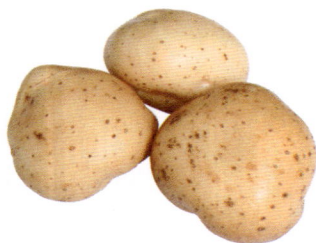

土豆
保护心血管的粮食

热量：	81千卡/100克可食部分
血糖生成指数：	土豆62/土豆泥87/烤土豆60

推荐用量：50~100 克 / 日

1 个拳头大小的土豆 ≈ 150 克

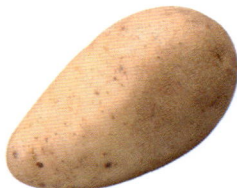

为什么对糖尿病患者有益

土豆富含铬，铬能提高葡萄糖进入细胞内的效率，是重要的血糖调节剂，能够改善胰岛素活性，辅助降低血糖。土豆还含有大量的钾，能够增强血管弹性，对糖尿病合并高血压患者有益。

三餐烹调指导方法

● **早晨 / 晚上食用：**可在早晨或晚上用土豆做菜，但需要注意制作方法。土豆宜切成大块、连皮整个蒸煮或烤着吃，不要制作成土豆泥、土豆糊等软烂食物或炸薯条等含油脂高的食物，否则会加速血糖升高。如果做土豆丝，可以加一点醋，既可以调味，还可以控制血糖上升。

● **中午吃饭：**土豆碳水化合物含量高，不宜吃得太多。中午吃饭时，可食土豆，但应同时减少 1/3 主食的摄入量。土豆可晾凉，放到最后吃，也可以与富含膳食纤维的食物一起吃，这样有利于控制血糖。

对糖尿病患者有益的吃法

☑ **土豆 + 醋**

土豆营养丰富，但它含有微量的有毒物质龙葵素。若在土豆中加入醋，则可以有效分解龙葵素，同时帮助控制血糖上升。

☑ **土豆 + 青椒**

两者搭配食用，既降糖，又营养互补。

医生悄悄告诉你

颜色变绿的土豆不宜吃

未成熟、已发芽或表皮颜色变绿的土豆，其有毒物质龙葵素含量很高，过量食用有可能引发中毒症状，因此不宜食用。

调理糖尿病特效食谱推荐

土豆烧牛肉

降糖，提高胰岛素代谢

早餐 ☑ 中餐 ☑ 晚餐 ☑

材料 土豆100克，牛腿肉100克。

调料 葱花、姜末、盐、香菜各适量，植物油3克。

做法

1 土豆去皮，洗净，切块；牛腿肉去净筋膜，洗净，切块，放入沸水中焯去血水。

2 锅置火上，倒入适量植物油，待油烧至七成热，下葱花和姜末炒香，放入牛肉块煸熟。

3 倒入土豆块翻炒均匀，淋入适量清水煮至牛肉熟软，用盐调味，撒上香菜即可。

糖尿病患者食用土豆应限量

土豆碳水化合物含量高，食用过多容易加快餐后血糖的上升速度，糖尿病患者不能把土豆、芋头之类当作一般蔬菜大量食用，它们的热量虽然比主食少，却比一般蔬菜多。如果用来当菜，便应适当减少主食的量。

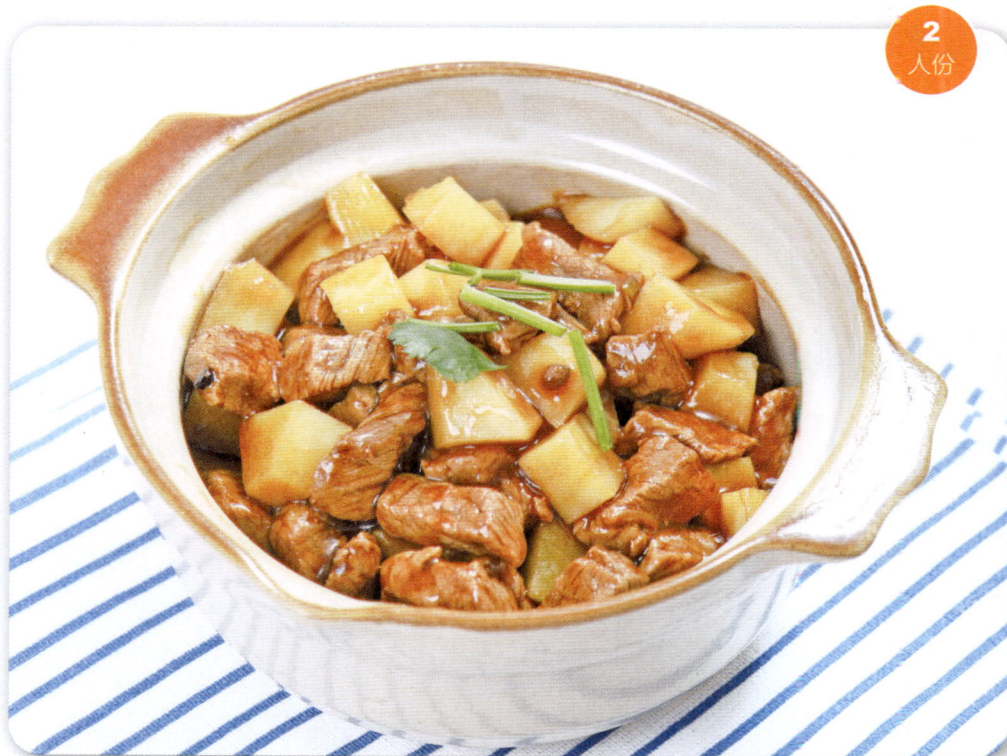

2 人份

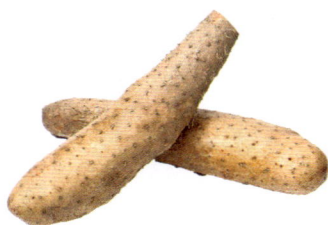

山药

避免胰岛素分泌过剩

热量：57千卡/100克可食部分
碳水化合物：12.4克/100克可食部分

推荐用量：100~150 克 / 日

200 克山药的可食部分约 166 克

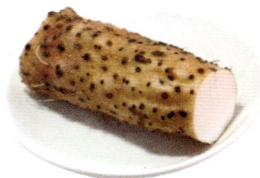

为什么对糖尿病患者有益

黏液蛋白是山药含有的一种特殊物质，它能减缓碳水化合物的吸收，避免胰岛素分泌过剩，有降低血糖的效果。另外，山药还含有膳食纤维，能推迟胃内食物的排空时间，能够控制餐后血糖升高速度，糖尿病患者可经常适量食用。

三餐烹调指导方法

● **蒸着吃：**山药最好是蒸着吃。一般可用鲜山药 100 克，洗净后蒸 30 分钟，去皮食用。还可将怀山药 50 克、黄芪 10 克、大米 100 克左右，一起做成山药黄芪饭食用。不过，山药属于高淀粉食物，碳水化合物含量较高，不宜作为蔬菜大量食用。如需适当食用，应减少主食量。或者将山药和米饭按 4∶1 的比例替换。

● **配白面蒸食：**将山药配白面蒸食代替主食，能延缓血糖升高速度。

对糖尿病患者有益的吃法

✓ **山药 + 薏米**

两者搭配，能缓解血糖上升速度，调节血糖。

✓ **山药 + 排骨**

山药和排骨一起食用，营养可以互补，能为人体提供丰富的营养，增强机体免疫力。

医生悄悄告诉你

吃山药宜切大块、厚片

烹调山药时，宜切大块、厚片，这样其延缓血糖上升的效果更佳，还能抵抗饥饿感。此外，把削好皮的山药放进淡醋水中，可以防止山药变色。

调理糖尿病特效食谱推荐

番茄炒山药

早餐 ☑　中餐 ☑　晚餐 ☑

2 人份

降压、降糖、降脂

材料 山药、番茄各100克。

调料 葱末、姜末、盐各2克，香油、植物油各适量。

做法

1 山药洗净，削皮切片，用开水焯一下捞出；番茄洗净，去皮，切块。

2 锅内倒油烧热，爆香葱末、姜末，放番茄块煸炒，倒入山药片，放盐炒熟，滴入香油即可。

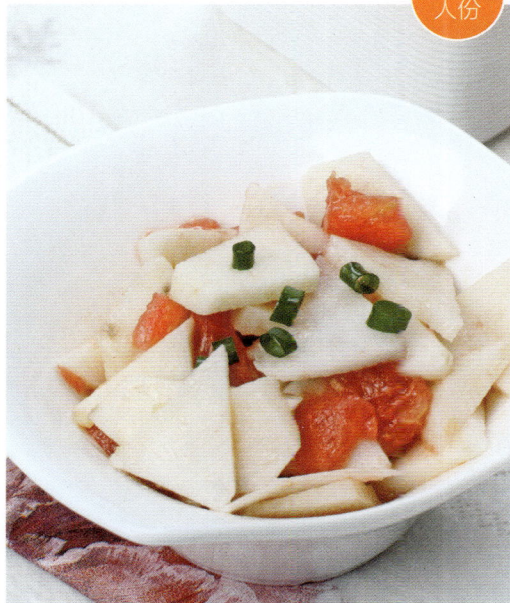

家常炒山药

早餐 ☑　中餐 ☑　晚餐 ☑

2 人份

健脾胃、降血糖

材料 山药250克，水发黑木耳50克，胡萝卜100克。

调料 葱花、姜丝各5克，香菜段15克，醋10克，盐2克，香油、植物油各适量。

做法

1 山药去皮洗净，切片；胡萝卜洗净，切片；黑木耳撕成小朵。

2 将山药放入温水锅中，快火煮至微变透明时捞起，控干，备用。

3 锅置火上，放油烧热，下葱花、姜丝爆香，放入胡萝卜片、黑木耳煸炒，下山药片，调盐、醋炒匀，撒入香菜段，淋香油，装盘即可。

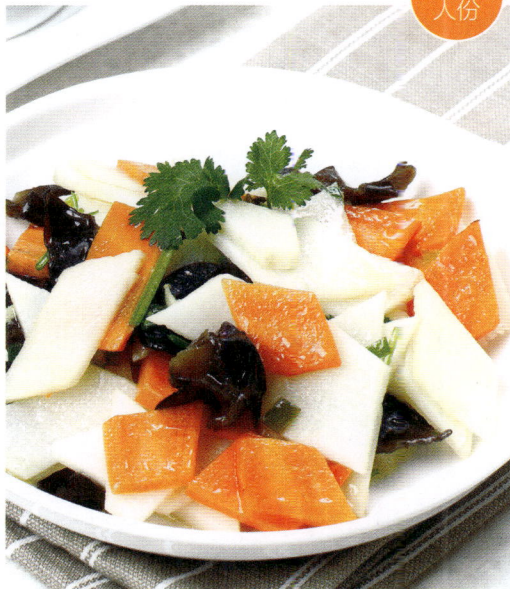

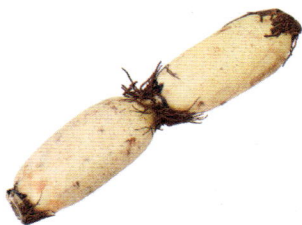

藕

适用于消瘦型糖尿病

| 热量：47千卡/100克可食部分 |
| 碳水化合物：11.5克/100克可食部分 |

推荐用量：100～150/ 日

1 节 150 克的藕可食部分约 132 克

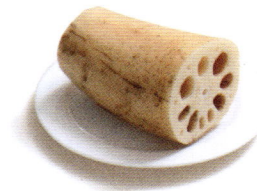

为什么对糖尿病患者有益

　　莲藕富含淀粉、蛋白质、膳食纤维、维生素 C 和维生素 B₁ 以及钙、磷、铁等矿物质，且藕肉易于消化，特别适宜糖尿病患者等有虚弱之症的人。莲藕所含淀粉转化为葡萄糖，易被机体吸收，因此可代替主食食用，适用于易饥饿、形体消瘦的糖尿病患者。

三餐烹调指导方法

　　● **凉拌：** 凉拌莲藕能清热润肺，一般是先把洗净切好的嫩藕（九孔藕水分含量高，脆嫩、汁多，凉拌或清炒最为合适），在开水里焯一下，然后用冷水冲凉后，再放入香油、盐、辣椒油、醋等调料制成。

　　● **煲汤：** 莲藕汤（七孔藕淀粉含量较高，水分少，糯而不脆，适宜做汤）补心生血，滋养强壮。平时可搭配猪瘦肉或猪骨头一起煲汤，加入适量绿豆口感会更好。注意吃 150 克莲藕，就要减少 25 克主食。

对糖尿病患者有益的吃法

　　✓ **莲藕 + 猪排骨**

　　两者搭配可以补钙壮骨、健脾开胃，适用于消化不良的糖尿病患者。

　　✓ **莲藕 + 糯米**

　　两者搭配健脾益血、补养心肺、滋养强壮、补中益气，适用于气血两虚型糖尿病患者。

医生悄悄告诉你

做藕有诀窍

　　做鲜藕时不要用生铁锅，否则鲜藕容易变色，失去白嫩的色泽。藕去皮后，暴露在空气中容易变色，可以将其在淡醋水中浸泡5分钟后捞起，即可保持其玉白水嫩。炒藕时，一边炒一边加些清水，炒出的藕丝就会洁白如玉，不易变色。

调理糖尿病特效食谱推荐

凉拌藕片

早餐 □　中餐 ☑　晚餐 ☑　　3 人份

清热除烦

材料 莲藕500克。

调料 盐、醋、白糖、姜末、香油各2克，葱花1克。

做法

1 将莲藕洗净，切成薄片，入沸水锅中焯水断生，捞出过凉，装入盘中。

2 将盐、白糖、醋、凉开水、葱花、姜末混合调匀，浇在藕片上，再淋上香油即可。

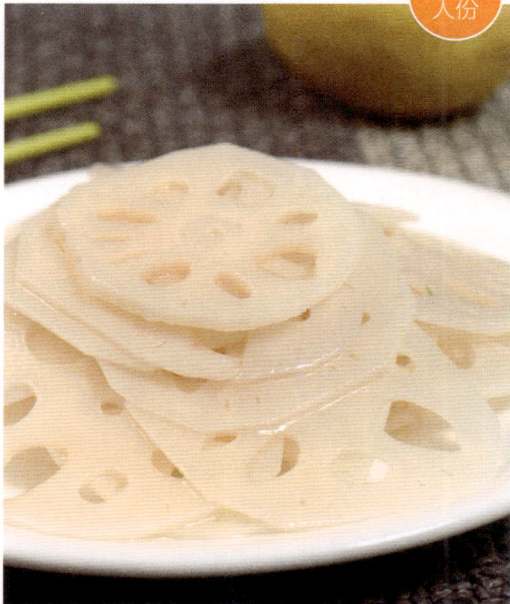

莲藕排骨汤

早餐 □　中餐 ☑　晚餐 ☑　　2 人份

补肾养血

材料 猪排骨 200 克，莲藕 150 克。

调料 葱段、姜片、料酒、醋、胡椒粉、盐、鸡精各适量。

做法

1 猪排骨洗净，剁成块；莲藕去皮，洗净，切块。

2 锅内加适量清水煮沸，放入少许姜片、葱段、料酒、猪排骨，焯去血水除腥，捞出用凉水冲洗，沥水备用。

3 煲锅置火上，倒入足量水，放入剩余的姜片、猪排骨、藕块，淋入醋煮沸，转小火煲约 2 小时，加盐、鸡精、胡椒粉调味即可。

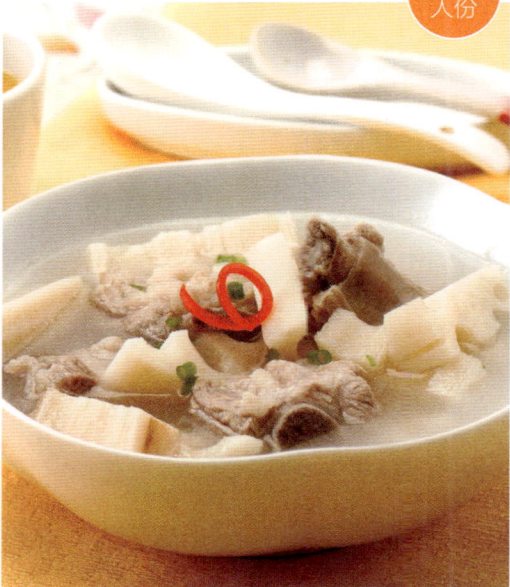

蔬果类这么吃

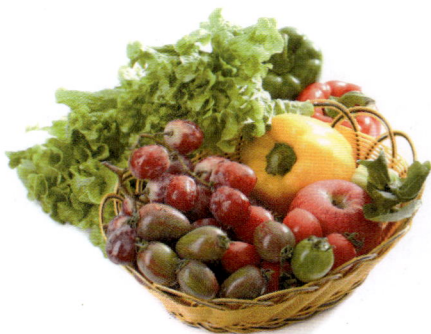

蔬菜摄入量保持 500 克 / 日左右

　　大多数人都知道吃蔬菜对身体好，但又有几个人能坚持每天吃足够多的蔬菜呢？中国营养学会建议每天吃不少于 300 克的新鲜蔬菜，是说实际吃进去的量，不包括扔进垃圾桶的量。对于糖尿病患者来说，蔬菜每天要吃够 500 克，从品种上来说，一天最好吃 5 种以上蔬菜。

深绿色蔬菜要占到一半

　　每天吃的蔬菜要讲究平衡。绿色蔬菜应当在总蔬菜消费中占一半，也就是说，桌上如果有两样蔬菜，最好有一样是深绿色蔬菜，如菠菜、油菜、空心菜之类。另外一半应该是各种浅色蔬菜，如白菜、冬瓜之类。

吃蔬菜遵循彩虹效应

　　每天要调换蔬菜的品种，尽可能在一周内多吃些蔬菜种类，保证绿叶菜、茄果类、根茎类、白菜类、鲜豆类、瓜类等各类蔬菜都要吃到。每周吃的蔬菜颜色，最好像彩虹一样多，而且颜色越深，其营养价值越高。

　　深绿色蔬菜：菠菜、油菜、空心菜、圆白菜、芥菜、芥蓝、西蓝花、韭菜、茼蒿等。

　　红色、橘红色蔬菜：番茄、胡萝卜、南瓜、彩椒、红辣椒等。

　　紫红色蔬菜：茄子、紫洋葱、红苋菜、紫甘蓝等。

估算吃了多少蔬菜

　　从数量上说，每 100 克生的蔬菜做熟后，大概相当于一个网球大小的量。

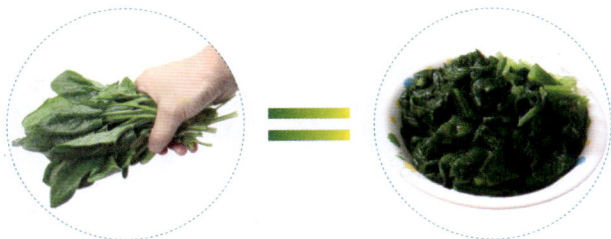

蔬菜烹调淡一点儿

对于糖尿病患者来说，清淡饮食可以预防一些并发症。建议糖尿病患者烹饪蔬菜时尽量清淡一些，可以采用少放油盐的凉拌、清蒸做法，或者用大火快炒。

凉拌蔬菜

蔬菜的烹煮应尽量用水焯的方式，不要放太多油。

焯水的方法主要有两种：一种是开水锅焯水；另一种是冷水锅焯水。开水锅焯水多用于叶菜，如芹菜、菠菜、莴笋等。

清蒸蔬菜

像茄子、芦笋、西蓝花等采用清蒸做法就很好。

低热量、水分多的蔬菜可充饥

低热量、水分多的蔬菜，如黄瓜、番茄等含糖量低，糖尿病患者可以此代替水果食用。

糖尿病患者随身带根黄瓜

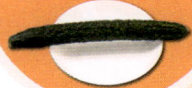

黄瓜的含糖量不到5%，且富含纤维素，能增加饱腹感，对糖尿病患者而言，是不错的解饿食品。可以在饭前吃上半根黄瓜，帮助减少正餐的饭量。

两餐之间食用凉拌番茄

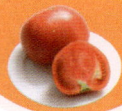

生吃番茄能很好地补充维生素C，但尚未成熟的青番茄含有毒素，不宜食用。此外，番茄皮中含有大量的番茄红素，因此，食用时最好不要弃皮。注意，有胃痛、胃炎、胃溃疡的人不宜空腹吃番茄，以免刺激胃酸分泌。

低碳水化合物蔬菜餐前吃

一些低碳水化合物蔬菜，糖尿病患者可以在餐前先吃、多吃，然后再吃主食，以延缓血糖的上升。

多吃低碳水化合物蔬菜

低碳水化合物蔬菜包括黄瓜、丝瓜、苦瓜、冬瓜、大白菜、菠菜、油菜、莴笋、茼蒿、圆白菜、番茄、萝卜、西葫芦、茄子、绿豆芽等（鲜蘑、海带、海藻热量也很低），这些蔬菜糖尿病患者可以适当多吃，感觉不饿了，就不会吃太多主食。

为什么要先吃蔬菜

一种原因是蔬菜中含有丰富的膳食纤维和维生素，可延长碳水化合物的分解时间，从而延迟糖分在小肠内的吸收，进而延缓餐后血糖的剧烈升高。另一种可能的原因是人们往往开始时吃得较多较快，那么哪种食物升高血糖的速度较慢，就应该先吃、多吃哪种食物。

高碳水化合物蔬菜可替换主食

山药、藕、鲜豌豆、毛豆等食物碳水化合物含量较高，不宜作为蔬菜大量食用。如食用，应减少主食量。

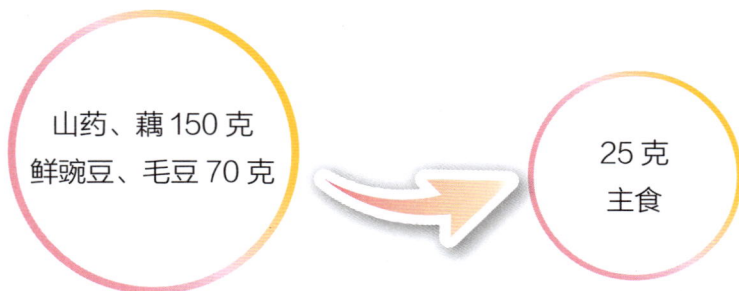

山药、藕150克
鲜豌豆、毛豆70克 → 25克主食

水果可以吃，但应减少主食

每天吃多少水果

糖尿病患者每天食用水果的量不宜超过200克（1~2个中等大小的水果），食用时间宜在两餐之间，每天1~2次为宜。同时，对于糖尿病患者，水果每次要少吃，切莫大量吃。

水果主食需交换

糖尿病患者吃水果需减少主食，要把水果热量折算到一天摄入的总热量中，以一天吃 200 克水果为例，则主食建议减少 25 克。这就是食物等值交换的办法，以使每日热量摄入的总量保持不变。

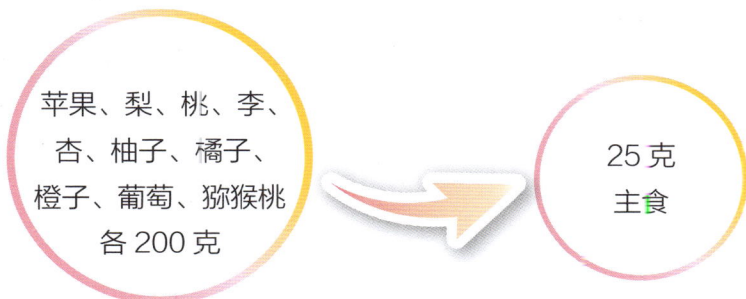

医生悄悄告诉你

吃水果的口诀

血糖过高不吃，血糖稳定再吃；餐前餐后不吃，两餐之间可吃；含糖量高不吃，不"交换"不吃。

苹果、梨、桃、李、杏、柚子、橘子、橙子、葡萄、猕猴桃各 200 克 ➡ 25 克主食

吃水果时间有讲究

水果宜作为加餐食用，即两次正餐之间进食水果，如 10 点、15 点左右，既预防低血糖，又可保证血糖不发生过大的波动。水果如果跟正餐一起吃，胰岛素分泌、代谢则会受到影响，导致血糖控制不理想。

避免榨成果汁饮用

通常来说，水果榨汁的过程会将其中有益的膳食纤维去除，水溶性维生素被破坏，而且糖分更容易被快速吸收，会导致血糖升高。因此，糖尿病患者不要将水果榨汁饮用。

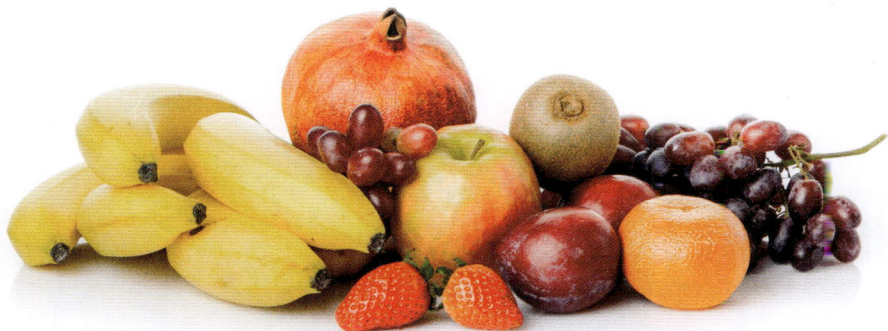

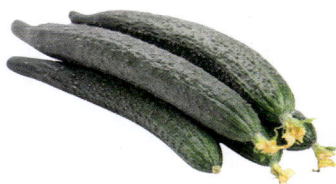

黄瓜

抑制糖类转变成脂肪

热量：16千卡/100克可食部分
碳水化合物：2.9克/100克可食部分

推荐用量：100 克 / 日

1 根中等大小的黄瓜 ≈ 100 克

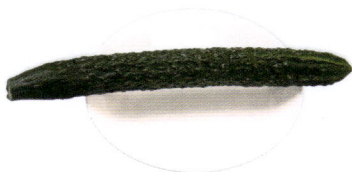

为什么对糖尿病患者有益

黄瓜中所含的葡萄糖苷、果糖等不参与通常的糖代谢，所以糖尿病患者能以黄瓜代替部分淀粉类食物充饥。其所含的丙醇二酸能有效抑制糖类转变成脂肪。

三餐烹调指导方法

● **生吃或凉拌：**黄瓜三餐皆可食用，生吃或凉拌，都能很好地保留其维生素C，发挥降糖功效。

● **榨汁：**黄瓜多汁，榨汁饮用，可降低胆固醇，适合糖尿病合并肥胖、高血压患者饮用。

对糖尿病患者有益的吃法

✅ **黄瓜 + 黑木耳**

黄瓜不参与糖代谢，能代替食物充饥；黑木耳含有甘露聚糖、木耳多糖及膳食纤维，能够改善胰岛的分泌功能，两者同食，降糖排毒。

✅ **黄瓜 + 大蒜**

大蒜中的大蒜素能够帮助胰岛素恢复自身调节血糖的能力，与黄瓜同食，降糖的同时也可降低体内胆固醇含量。

医生悄悄告诉你

血糖高多吃大黄瓜

黄瓜爽脆甘甜，不论是大、小黄瓜，都含有多种维生素和矿物质，其中维生素 B_1 和维生素 B_2 的含量高于番茄，营养价值都比较高。

不过，小黄瓜的价格偏贵，口味也没有那么脆，含糖量比较高，一般在西餐中被当作水果食用。而大黄瓜的口感更清脆、含糖量更低，因此更适合减肥人士和糖尿病患者食用。糖尿病患者可用大黄瓜代替水果食用。

◉ 调理糖尿病特效食谱推荐

小炒黄瓜片

降胆固醇、降糖

早餐 ☑　中餐 ☑　晚餐 ☑

3 人份

材料 黄瓜300克，猪瘦肉60克。

调料 料酒5克，酱油、淀粉、葱花、姜末、盐各3克，剁椒15克，植物油适量。

做法

1 黄瓜、猪瘦肉分别洗净，切成片。

2 猪瘦肉片用少许料酒、酱油、淀粉腌渍15分钟。

3 油锅烧热，滑散肉片，加葱花、姜末、剁椒翻炒均匀；加入黄瓜片，大火炒1分钟，加盐调味即可出锅。

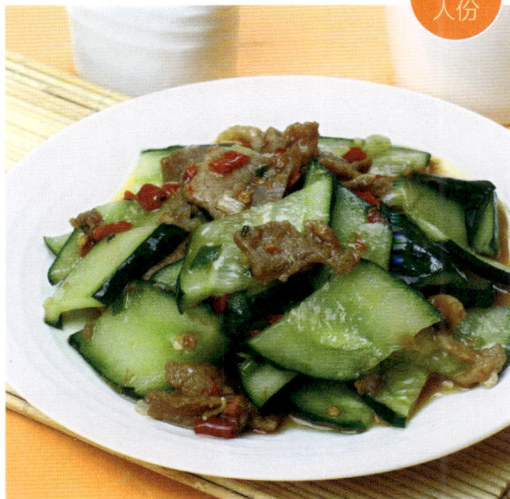

黄瓜拌木耳

改善胰岛素分泌功能

早餐 ☑　中餐 ☑　晚餐 ☑

2 人份

材料 水发黑木耳、黄瓜丝各100克。

调料 蒜末3克，陈醋、盐、香油各2克，鸡精1克。

做法

1 水发黑木耳择洗干净，入沸水中焯透，捞出沥干，晾凉，切丝。

2 取小碗，放入陈醋、蒜末、盐、鸡精和香油搅拌均匀，兑成调味汁。

3 取盘，放入黄瓜丝和黑木耳丝，淋入调味汁拌匀即可。

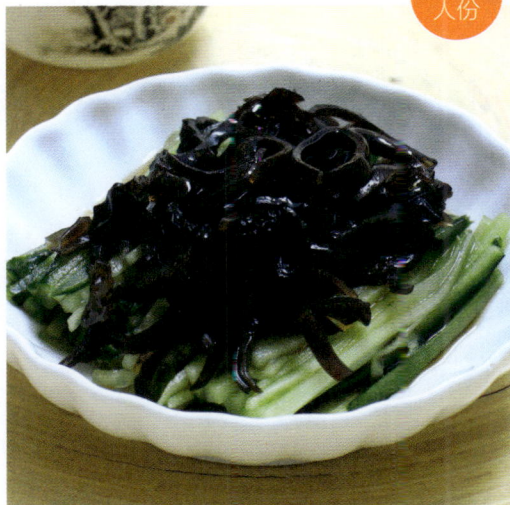

黄瓜怎么拌降血糖

凉拌时最好拍黄瓜，用刀背将黄瓜拍扁，不要拍得太碎，以免造成营养成分的流失。大蒜和醋都有助于降低血糖，凉拌时都适量加一些，不仅可以杀菌解毒，还可以帮助降血糖。

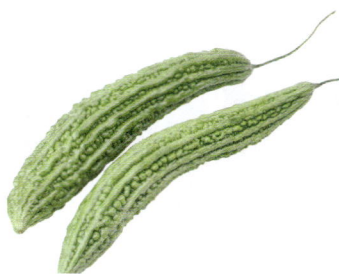

苦瓜
辅助降血糖

| 热量：22千卡/100克可食部分 |
| 碳水化合物：4.9克/100克可食部分 |

推荐用量：50~100 克 / 日

1 小碟拳头大小的苦瓜重约 50 克

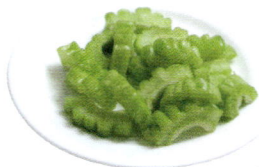

为什么对糖尿病患者有益

苦瓜中的苦瓜皂苷被称为"植物胰岛素"，能促进糖分分解，减轻人体胰腺的负担，也有利于胰岛 β 细胞功能的恢复，还可延缓糖尿病继发白内障的出现。另外，苦瓜中含有一种叫作"多肽 -P"的胰岛素样物质，能够有效调节血糖。

三餐烹调指导方法

● **早餐：** 苦瓜可以榨汁饮用，早餐时搭配其他食物同吃。长期饮用对控制血糖有很好的效果。但是，空腹时喝苦瓜汁营养吸收不好，喝前应吃些全麦面包等固态食物。

● **中午 / 晚上吃饭：** 苦瓜凉拌吃，可以最好地吸收其营养成分。可在中餐时搭配主食同吃。如果用苦瓜炒菜，宜用急火快煮或快炒，并且不要过于烂熟，这样可以较好地保留其有效降糖成分。如果口味太苦，难以下咽，可加点白醋除去苦味。

对糖尿病患者有益的吃法

☑ **苦瓜 + 青椒**
两者搭配可以补充维生素 C。

☑ **苦瓜 + 瘦肉**
两者搭配，可以促进机体对瘦肉中铁的吸收和利用，适合糖尿病患者食用。

医生悄悄告诉你

糖尿病患者怎样制作苦瓜汁

用擦丝器将苦瓜擦碎，用滤茶网或纱布在杯中挤出苦瓜汁，加入半杯水（水量可以自由调节），如果怕太苦，可以加入柠檬汁（能稳定餐后血糖，预防和减少糖尿病并发症），调节口味。每天喝半杯到1杯即可。

调理糖尿病特效食谱推荐

双耳炝苦瓜

抗癌，解毒，降糖

早餐 ☑　中餐 ☑　晚餐 ☑　　**2 人份**

材料 水发黑木耳、水发银耳各50克，苦瓜100克。

调料 葱花、盐、植物油各2克。

做法

1 银耳和黑木耳择洗干净，撕成小朵，入沸水中焯透，捞出；苦瓜洗净，去蒂除籽，切条；取盘，放入黑木耳、银耳和苦瓜条，加盐拌匀。

2 油锅烧热，待油温烧至七成热，放入葱花炒香，关火，淋在黑木耳、银耳和苦瓜条上拌匀即可。

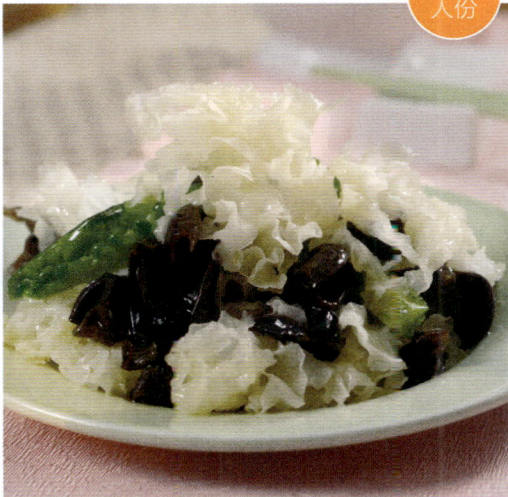

凉拌苦瓜

减肥，降糖，降脂

早餐 ☑　中餐 ☑　晚餐 ☑　　**2 人份**

材料 苦瓜300克。

调料 盐3克，花椒、植物油各少许，干红辣椒、香油各5克。

做法

1 苦瓜洗净，去两头，剖两半，去瓤和籽，切成片，放凉开水中泡30分钟，捞出，焯熟，沥干；干红辣椒洗净，切段。

2 锅置火上，放油烧热，放入干红辣椒、花椒爆香，将油淋在苦瓜上，加盐、香油拌匀即可。

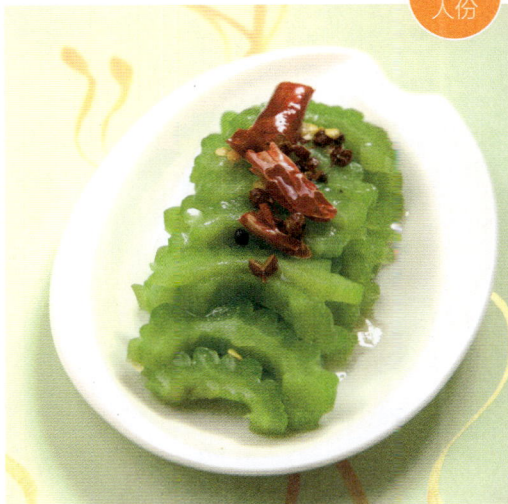

苦瓜怎么拌降血糖

苦瓜最好是切成薄片凉拌，因为这种做法更接近原汁原味，能更好地发挥其食疗作用。苦瓜越苦，其苦瓜素（被证实具有降糖功效）含量就越高，因此不建议凉拌时用盐水浸泡去除苦味。

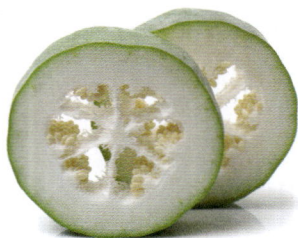

冬瓜
减肥降糖两不误

热量：10千卡/100克可食部分
碳水化合物：2.4克/100克可食部分

推荐用量 100～150 克 / 日

1 片厚 1～2 厘米的冬瓜约 125 克，可食部分 100 克

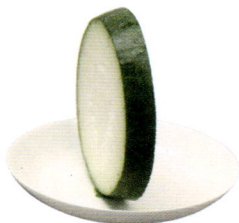

为什么对糖尿病患者有益

　　冬瓜含有胡芦巴碱和丙醇二酸，前者对人体新陈代谢有独特的作用，后者能阻止体内脂肪堆积，有效阻止糖类转化为脂肪。冬瓜含钠量低而含钾量高，并含维生素 C，所以冬瓜能利尿、降低血糖，是形体肥胖的糖尿病患者的理想食物。

三餐烹调指导方法

　　● **冬瓜汁：** 将去皮切块的冬瓜绞出汁水饮服，能生津止渴，改善消渴症状；或冬瓜与苦瓜共同打汁，加入适量柠檬汁，有很好的降糖功效。

　　● **清炖：** 冬瓜最宜煲汤，常和海带、薏米、绿豆等一起煲汤，不仅能减肥，还能清胃热、除烦止渴、去湿解暑、利小便、消水肿，改善糖尿病引起的水肿和脚癣。

对糖尿病患者有益的吃法

　　☑ **冬瓜 + 鸭肉**

　　冬瓜生津止渴，而鸭肉最大的特点就是可以清热去火，所以夏喝老鸭冬瓜汤最宜人，可祛除暑热，改善口渴症状。

　　☑ **冬瓜 + 海带**

　　两者热量都很低，有助于减肥，还有助于降低血液黏稠度和降血压，从而预防肥胖症、高脂血症、冠心病、高血压等。

医生悄悄告诉你

冬瓜皮是宝

　　中医认为，冬瓜皮性微寒、味甘淡，能清热利尿消肿，常用于水肿胀满，尤其适用于湿热所致小便不利等症。冬瓜皮还可治疗糖尿病，如能坚持饮服冬瓜皮汤3～6个月，糖尿病患者的"三多"（饮多、食多、尿多）症状能得到明显改善。

调理糖尿病特效食谱推荐

冬瓜海带汤

降血脂，降血压

早餐 □　中餐 ☑　晚餐 ☑

材料 冬瓜150 克，海带50 克。

调料 盐、葱段各适量。

做法

1 将冬瓜洗净，去皮、去瓤，切块；海带泡软洗净，切片，备用。

2 锅置火上，倒适量清水，放入冬瓜、海带煮沸，出锅前撒上葱段，放少许盐调味即可。

烹饪冬瓜时要少放盐

烹制冬瓜时，盐要少放、晚放，出锅前加少许盐即可，这样口感好，也做到了低盐。

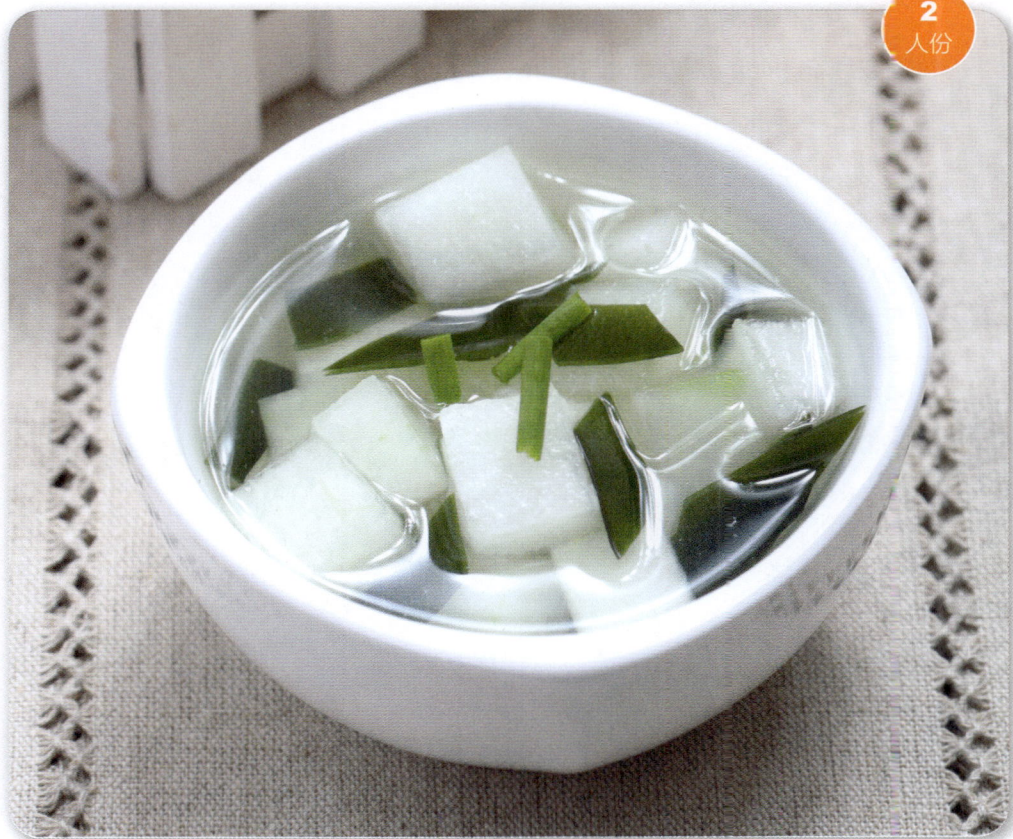

2 人份

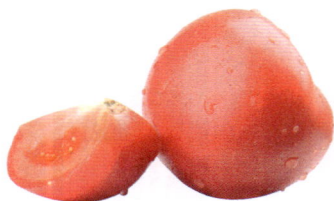

番茄

提高胰岛素质量

| 热量：15千卡/100克可食部分 |
| 碳水化合物：3.3克/100克可食部分 |

推荐用量：200 克 / 日

2 个小番茄 ≈ 200 克

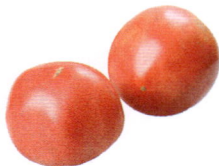

为什么对糖尿病患者有益

番茄含有大量的番茄红素，有很强的清除氧自由基和抗氧化作用，可保护胰岛 β 细胞，改善胰岛素敏感性，使血糖下降。

三餐烹调指导方法

● **番茄汁：**番茄可与苦瓜共同打汁，加入适量柠檬汁，有很好的降糖功效。

● **生吃、熟吃皆可：**番茄生吃、熟吃都很美味，生吃可更好地吸收维生素 C，熟吃有利于吸收番茄红素。番茄烹调时间不宜过长，否则会造成维生素的流失，不利于血糖的稳定。

对糖尿病患者有益的吃法

☑ **番茄 + 鸡蛋**

番茄属于低糖、低脂、低热量食物，搭配鸡蛋食用，营养互补，适合糖尿病高危人群食用，还能美容养颜。

☑ **番茄 + 柚子**

柚子和番茄都富含维生素 C，且都是低热量与低糖食物，可以将这两种食物一起打汁饮用，能帮助清除体内自由基，预防糖尿病神经病变和血管病变。

医生悄悄告诉你

购买自然成熟的番茄

自然成熟的番茄表皮光滑，圆形，捏起来较软，蒂周围有些绿色，籽粒为土黄色，肉红、沙瓤、多汁；催熟的番茄通体全红，手感很硬，外观呈多面体，籽呈绿色或未长籽，瓤内无汁。

◎ 调理糖尿病特效食谱推荐

番茄炒蛋

早餐 ☑ 中餐 ☑ 晚餐 ☑ **2** 人份

降脂，降糖

材料 番茄250克，鸡蛋2个。
调料 葱花5克，盐3克，植物油适量。
做法

1 将鸡蛋打碎，蛋液搅匀；番茄洗净，去蒂，切块。
2 锅置火上，放油烧热，下蛋液炒至表面焦黄，捞出。
3 锅中再次放油烧热，爆香葱花，放入番茄块翻炒。
4 待番茄出汁，放盐和炒好的鸡蛋，翻炒均匀即可。

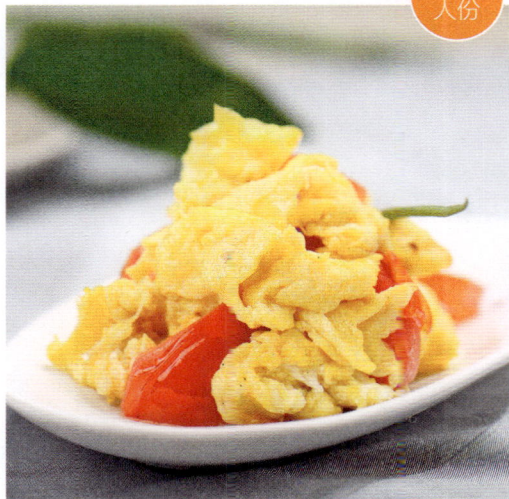

番茄炒丝瓜

早餐 ☑ 中餐 ☑ 晚餐 ☑ **2** 人份

缓解糖尿病烦渴症状

材料 丝瓜150克，番茄100克。
调料 葱花适量，盐3克，植物油10克。
做法

1 丝瓜去皮和蒂，洗净，切成片；番茄洗净，去蒂，切块。
2 锅置火上，倒入适量植物油，烧至六成热，加葱花炒出香味，然后放入丝瓜片和番茄块炒熟，用盐调味即可。

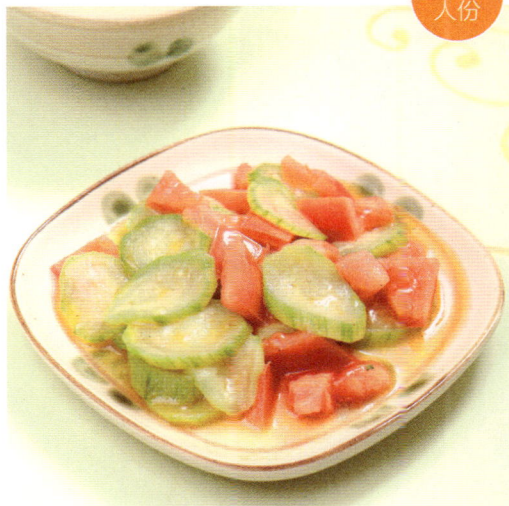

番茄最好带皮吃

很多人因为害怕番茄皮含有农药，喜欢将番茄去皮后再食用。殊不知，番茄的农药残留偏少，且番茄皮含有膳食纤维，去掉番茄皮还易使番茄中的番茄红素随汁液流失，不利于保留营养。

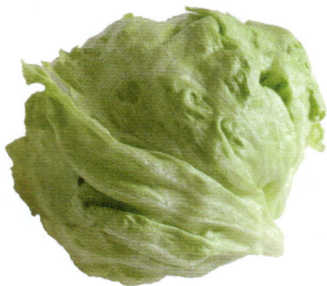

生菜

消除多余脂肪

| 热量：12千卡/100克可食部分 |
| 碳水化合物：1.1克/100克可食部分 |

推荐用量：100 克 / 日

100 克生菜可食部分约 81 克

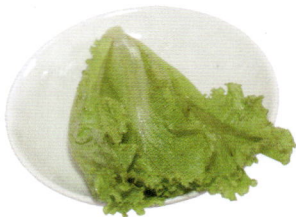

为什么对糖尿病患者有益

生菜富含钾、钙、铁等矿物质，可降血糖、减缓餐后血糖升高。其所含的膳食纤维能够促进胃肠蠕动，还有助于增强饱腹感，辅助控糖，降低体重。

三餐烹调指导方法

● **生食：**三餐均可食用生菜，生食可最大限度地吸收其营养成分。生菜的农药残留较多，烹调或生吃前宜用小苏打水浸泡 10 分钟并充分洗净。

● **手撕生菜：**糖尿病患者可将生菜用手撕成大片，吃起来会比刀切的口感更佳，且大片的生菜不会快速升高血糖。

● **夹饼：**生菜可直接食用，也可炒或做成汤，还可以夹在饼或者面包中食用。

对糖尿病患者有益的吃法

☑ **生菜 + 海带**

生菜与海带同食，可促进人体对铁元素的吸收。此外，海带中的有机碘可促进胰岛素分泌，两者搭配起来是非常适合糖尿病患者的菜品。

☑ **生菜 + 豆腐**

生菜与豆腐同食，是一款高蛋白、低脂肪、低胆固醇、低糖、多维生素的菜肴，适合糖尿病高危人群食用。

医生悄悄告诉你

如何挑选出新鲜生菜

要选择菜叶呈青绿色、叶片比较薄、比较脆、有一定的光泽度、茎部呈白色的生菜，这样的生菜一般比较新鲜。如果菜根已经变软，菜叶有锈斑或者闻起来有异味的生菜，则不宜购买。

调理糖尿病特效食谱推荐

凉拌生菜

消除多余脂肪

材料 球生菜200克。

调料 葱花5克，盐、鸡精、香油各2克。

做法

1 将生菜洗净，撕成大片，沥干水分。

2 将洗好的生菜放入大碗中，再加入盐、鸡精、葱花、香油拌匀即可。

早餐 ☑　中餐 ☑　晚餐 ☑

生菜如何保鲜

生菜不易保存，不及时吃就会腐烂，如果直接存储于冰箱又极容易变黄、变软，影响口感。为了达到较好的保鲜效果，可将生菜晾至表面没有水分，再找一张吸水性比较好的纸巾包裹生菜，然后一同装入保鲜袋，存入冰箱，这样生菜可以保鲜将近一周的时间。

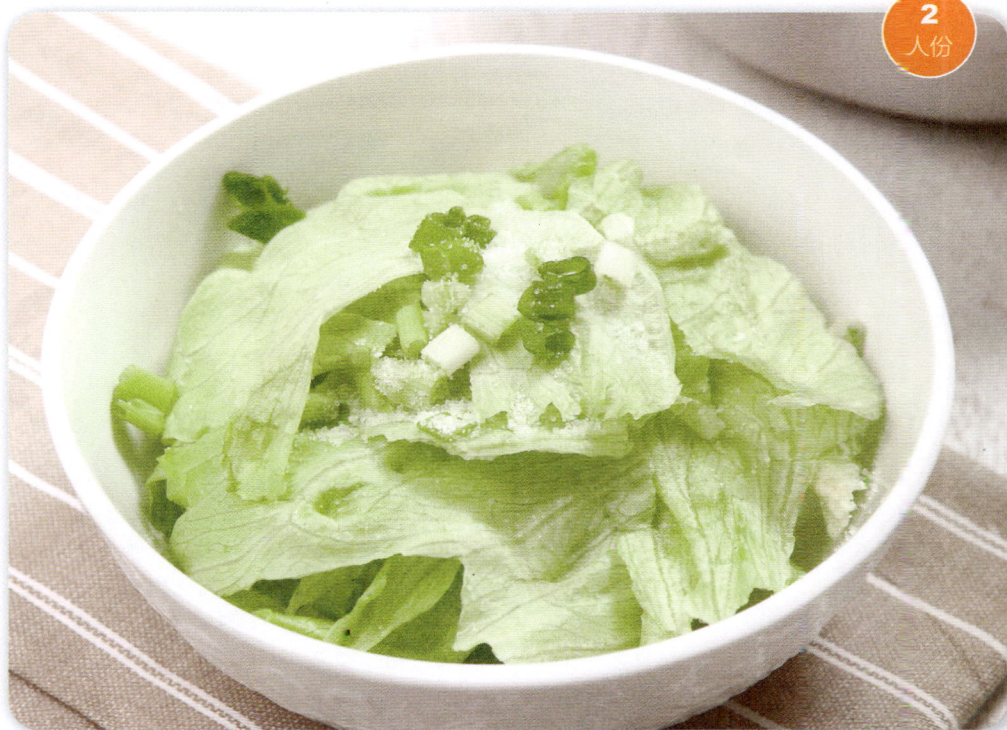

2 人份

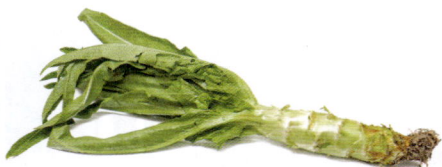

莴笋

改善糖的代谢功能

热量：15千卡/100克可食部分
碳水化合物：2.8克/100克可食部分

推荐用量： 60 克 / 日

1 盘 200 克的莴笋可食部分约 124 克

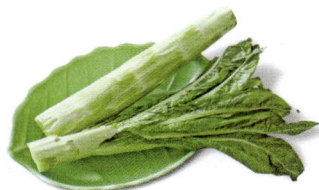

为什么对糖尿病患者有益

　　莴笋中含有的烟酸是胰岛素激活剂，能有效调节血糖。糖尿病患者如果能经常食用莴笋，可改善糖的代谢功能。莴笋中膳食纤维的含量也很高，能延缓葡萄糖的吸收，有助于降低餐后血糖。

三餐烹调指导方法

　　● **凉拌：**莴笋口感清脆，富含维生素，适合凉拌，可用醋、蒜、亚麻籽油、盐调成味汁，再浇在菜里拌匀即可。注意现拌现吃，否则菜长期泡在调味汁中，会使菜的味道过咸，也会损失营养。

　　● **清炒：**为了避免维生素流失，应以大火加醋快炒。注意莴笋怕咸，盐要少放，否则可使营养成分外渗，也影响其口味。

对糖尿病患者有益的吃法

　　✓ **莴笋 + 黑木耳**

　　莴笋中维生素 C 的含量较高，可促进人体对黑木耳中所含铁元素的吸收，两者搭配，有降糖、补血作用。

　　✓ **莴笋 + 兔肉**

　　莴笋和兔肉同食，具有高蛋白质、低脂肪、低胆固醇、低糖的特点，所以非常适合糖尿病患者食用。

医生悄悄告诉你

莴笋应茎叶同吃

　　许多人吃莴笋时，总是把叶子扔掉，其实莴笋叶中维生素B_1、维生素B_2、维生素C、维生素E的含量比茎高得多；叶中所含的胡萝卜素几乎是茎的6倍。因此食用莴笋时应茎叶同吃。

调理糖尿病特效食谱推荐

凉拌笋丁

控制血糖，保护血管

早餐 ☑　中餐 ☑　晚餐 ☑　　**2** 人份

材料 莴笋150克。

调料 葱花、花椒各适量，盐、植物油各3克。

做法

1 莴笋去皮洗净，切丁，放入沸水中焯一下，装盘，放入葱花、盐拌匀。

2 锅置火上，倒入植物油烧至五成热，放入花椒炸香，然后浇在莴笋丁上拌匀即可。

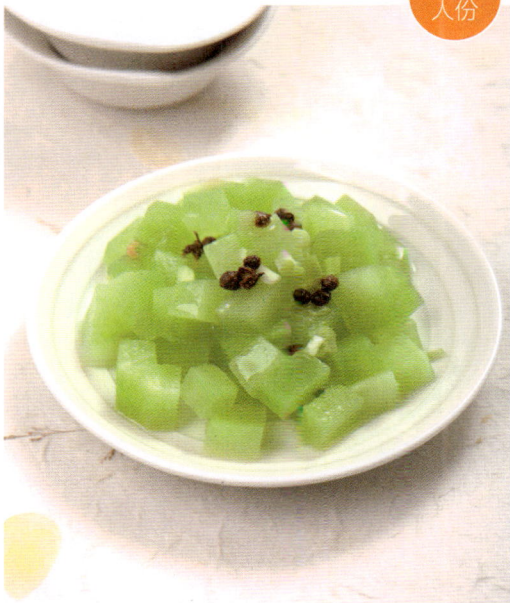

木耳炒莴笋

延缓碳水化合物的吸收

早餐 ☑　中餐 ☑　晚餐 ☑　　**2** 人份

材料 水发黑木耳100克，莴笋150克，红甜椒1个。

调料 葱花、盐各3克，香油2克，植物油3克。

做法

1 水发黑木耳洗净，切片；莴笋去皮，洗净，切斜片；红甜椒去蒂、籽，洗净，切斜片；三种原料均用沸水焯烫。

2 锅内倒油烧热，放入葱花、莴笋片、红甜椒片、水发黑木耳片翻炒，加入盐炒至熟，淋上香油即可。

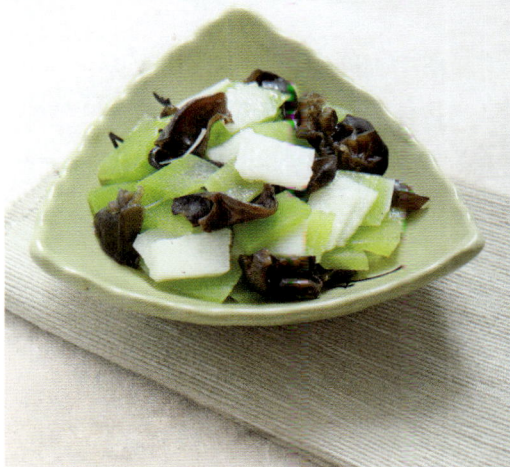

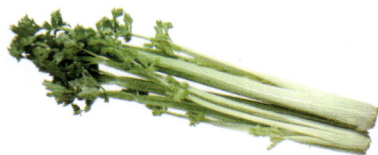

芹菜

降压降脂防并发症

热量：13千卡/100克可食部分
碳水化合物：3.1克/100克可食部分

推荐用量：100 克 / 日

一小碟铺满的芹菜段重约 50 克

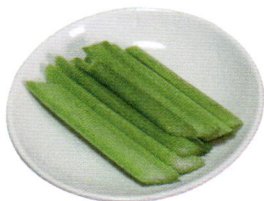

为什么对糖尿病患者有益

芹菜中含有丰富的膳食纤维，能够使糖分吸收转慢，防止餐后血糖迅速上升。芹菜还含有芹菜碱、甘露醇等活性成分，经常食用可降低血糖。

三餐烹调指导方法

● **早餐榨汁：**糖尿病患者可在早晨将芹菜榨汁喝，能更好地保存降糖成分，经常饮用，有利于稳定血糖。芹菜叶中也含有胡萝卜素和维生素 C，可以一同榨汁饮用。

● **中午做菜：**中午吃饭，芹菜可以作为菜品食用。炒芹菜前，应先将其放在热水中焯烫一下，既可以保持芹菜颜色翠绿，又能减少烹饪时间、减少芹菜对油脂的吸入，对糖尿病患者很有益处。

对糖尿病患者有益的吃法

✓ **芹菜 + 牛肉**

芹菜含膳食纤维，和牛肉同食，有利于促进人体对牛肉中营养成分的吸收，既降糖又减肥。

✓ **芹菜 + 番茄**

芹菜含有丰富的膳食纤维，有明显的降压作用，番茄可健胃消食，两者搭配对糖尿病合并高血压、高脂血症患者尤为适用。

医生悄悄告诉你

糖尿病合并高血压患者适合喝鲜芹菜汁

取鲜芹菜300克，洗净，放入沸水中烫2分钟，切碎，置于榨汁机内榨取汁液即可。每次饮用50毫升，每日2次。可清热利湿，凉血平肝，降血压。

调理糖尿病特效食谱推荐

什锦芹菜

早餐 □　中餐 ☑　晚餐 ☑

2 人份

降低胰岛素用量

材料 芹菜200克，胡萝卜丝100克，干香菇5克，冬笋丝50克。

调料 姜末5克，盐2克，香油2克。

做法

1. 将芹菜择洗干净，入沸水焯熟，过凉，捞出沥干，切斜段，撒少许盐拌匀；干香菇泡发，去蒂，洗净，切丝；将胡萝卜丝、香菇丝、冬笋丝分别放入沸水中焯透，捞出沥干。

2. 将芹菜段、胡萝卜丝、香菇丝、冬笋丝放入盘中，加入姜末、盐、香油拌匀即可。

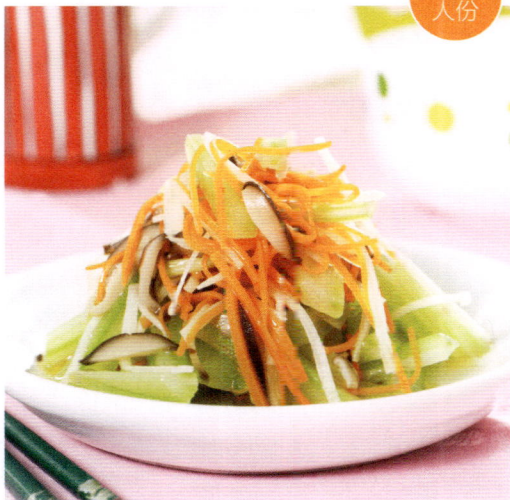

西芹菠菜汁

早餐 ☑　中餐 ☑　晚餐 ☑

1 人份

调节糖脂代谢

材料 西芹100克，菠菜100克。

做法

1. 将西芹择洗干净，切段；菠菜洗净，放入沸水中焯一下，捞出晾凉，切段。

2. 将上述食材一起放入果汁机中，加入适量饮用水搅打即可。

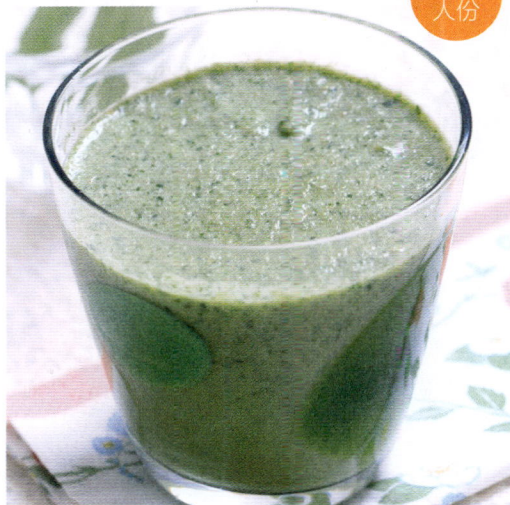

什锦芹菜，香油提香降糖好

这款菜用沸水将主要食材焯烫一下，可以减少用油量，关键是采用香油来提香，既可以满足口感，还能起到降糖的作用。

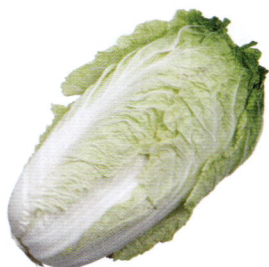

大白菜

减缓餐后血糖升高

| 热量：20千卡/100克可食部分 |
| 碳水化合物：3.4克/100克可食部分 |

推荐用量：100 克 / 日

1 片居于外层的白菜帮 ≈ 100 克

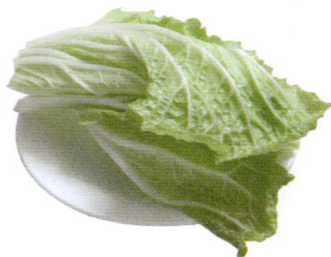

为什么对糖尿病患者有益

白菜中含有的膳食纤维，不仅能促进胃肠蠕动，还可提高胰岛素受体的敏感性，控制餐后血糖的上升速度。白菜中丰富的维生素 C 和维生素 E，能够辅助降糖。

三餐烹调指导方法

● **顺着纹理切：** 切白菜时宜顺其纹理切，这样切不但易熟，口感好，而且维生素流失少。

● **急火快炒：** 白菜如果炒食，烹调时宜急火快炒，不宜用煮焯、浸烫后挤汁等方法，以免营养流失。

对糖尿病患者有益的吃法

☑ **大白菜 + 豆腐**

大白菜含有丰富的膳食纤维，有助于稳定血糖水平，减少血糖波动；豆腐富含蛋白质，可以延缓碳水化合物的吸收，两者搭配，能帮助糖尿病患者控制血糖。

☑ **大白菜 + 海米**

两者都含有丰富的钙和磷，搭配食用，有助于形成磷酸钙，增强骨密度，可帮助糖尿病患者预防骨质疏松。

医生悄悄告诉你

大白菜宜现做现吃

大白菜中含维生素C和水分较多，用来做凉拌菜比较好，而且最好是现做现吃，以免营养物质流失过多。

调理糖尿病特效食谱推荐

白菜心拌海蜇

早餐 ☑   中餐 ☑   晚餐 ☑

降糖又降压

材料 白菜心200克，海蜇皮100克。

调料 蒜泥、盐、鸡精、生抽各适量，香油2克。

做法

1 海蜇皮放冷水中浸泡3小时，洗净，切细丝；白菜心择洗干净，切成细丝。

2 海蜇丝和白菜丝一同放入盘中，加蒜泥、盐、鸡精、生抽、香油拌匀即可。

哪些蔬菜适合生吃

生吃可以减少蔬菜中维生素的损失，也可以减少油脂、盐分的摄入。可以直接生食的蔬菜包括白萝卜、胡萝卜、番茄、黄瓜、柿子椒、大白菜心等。此外，最好选择无公害的绿色蔬菜或有机蔬菜。

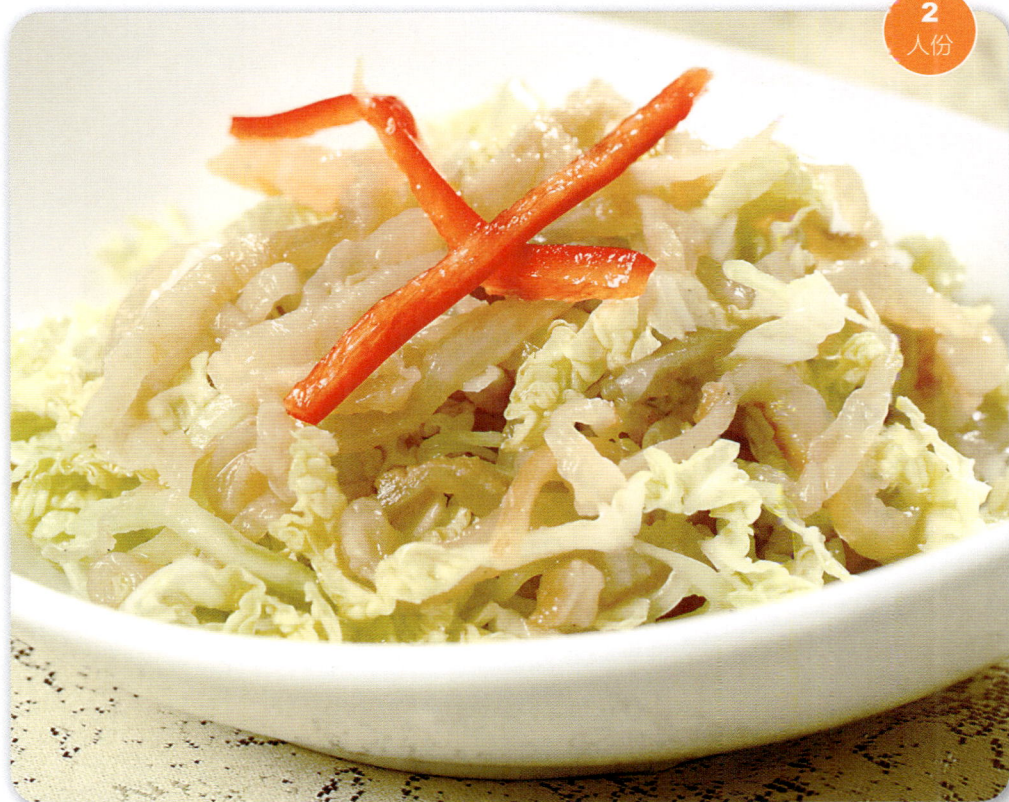

2 人份

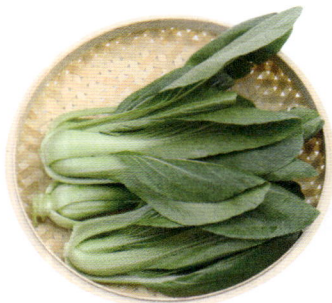

油菜
促进糖的分解代谢

| 热量：12千卡/100克可食部分 |
| 碳水化合物：1.6克/100克可食部分 |

推荐用量：100～200 克 / 日

1 盘 200 克的油菜可食部分 190 克

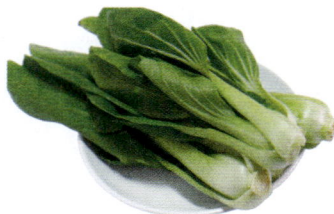

为什么对糖尿病患者有益

油菜中含有丰富的维生素 A，可抗氧化，保护胰岛素。油菜中含有的钙、镁等元素，有助于降低血糖。此外，油菜中丰富的钾元素，对糖尿病合并高血压患者非常有益。

三餐烹调指导方法

● **快炒：** 油菜十分讲究质感脆嫩清香，所以，在加工烹制时一定要用大火、热油快炒。这样做出的菜肴才能达到颜色碧绿、鲜嫩美观的要求。如炒的时间长，会失去其特有的风味。

● **凉拌：** 以整棵油菜焯烫，能不切就不切，一般焯烫 1 分钟应立即捞出过凉，这样能保持其鲜脆，也有利于血糖的控制。

对糖尿病患者有益的吃法

☑ **油菜 + 豆腐**

两者搭配能为糖尿病患者补充蛋白质和维生素，使营养更均衡。

☑ **油菜 + 鸡肉**

两者荤素搭配，营养更合理，易于糖尿病患者吸收。

医生悄悄告诉你

吃剩的油菜怎么保存

吃不完的油菜最好用干净筷子提前拨出来，然后放入冰箱保存。这样能很好地控制亚硝酸盐的产生量，保证剩菜的安全性。但无论如何，蔬菜是不建议存放24小时以上的。

调理糖尿病特效食谱推荐

香菇油菜

调节糖代谢，防癌

早餐 ☑　　口餐 ☑　　晚餐 ☑

材料 油菜200克，香菇50克。

调料 植物油3克，酱油、水淀粉各5克，盐3克。

做法

1 油菜洗净，备用；香菇用温水泡发，洗净，去蒂，挤干水分，切片，用沸水焯烫一下，备用。

2 锅置火上，放油烧热，放香菇炒至变软，再放入油菜翻炒，差不多快熟的时候放酱油和盐，最后用水淀粉勾芡即可。

功效揭秘

香菇不仅能平稳血糖，还富含抗氧化成分，能够有效抗癌。油菜富含膳食纤维和维生素，可调节糖代谢，抑制糖类转化，两者同食，营养更全面。

2 人份

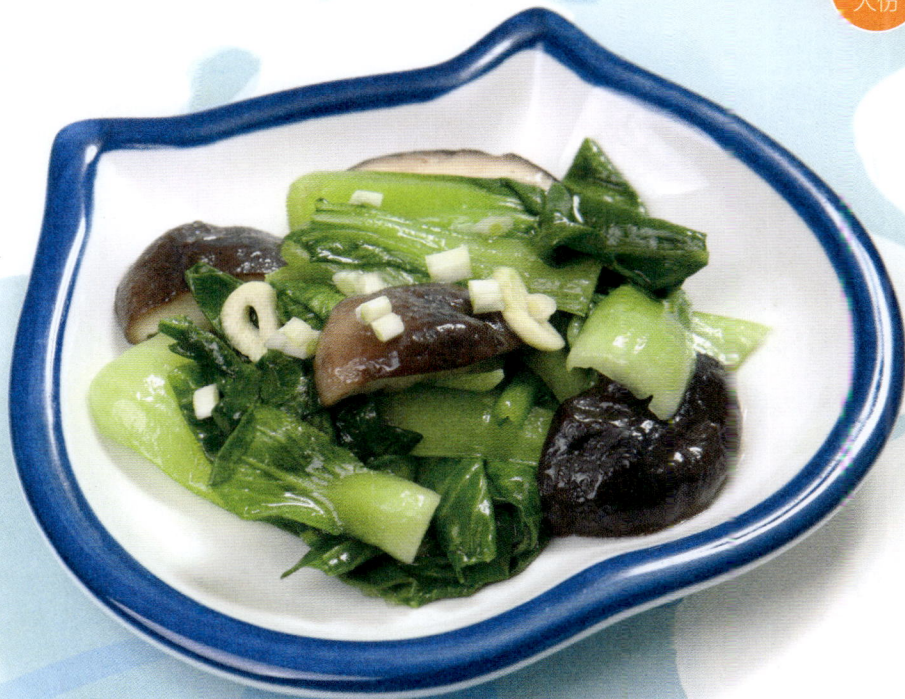

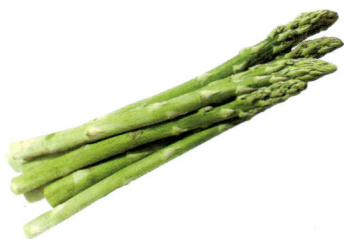

芦笋

促进人体胰岛素分泌

热量：	19千卡/100克可食部分
碳水化合物：	3.3克/100克可食部分

推荐用量：100～200 克 / 日

5 根芦笋 ≈ 175 克

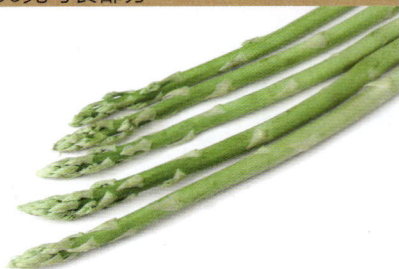

为什么对糖尿病患者有益

芦笋所含的芦丁、香豆素等成分有降血糖作用，有助于调理糖尿病慢性并发症，缓解糖尿病症状的效果明显。芦笋中的铬还可以调节血液中脂肪与糖分的浓度，促进细胞对葡萄糖的利用，从而降低血糖。

三餐烹调指导方法

● **浸泡去苦味：** 烹制前，将芦笋切成条，放在水中浸泡 5～10 分钟，这样可以去除苦味。

● **微波炉加热：** 芦笋中的叶酸很容易被破坏，应避免高温烹煮，最佳的食用方法是用小功率微波炉加热至熟。

对糖尿病患者有益的吃法

✔ 芦笋＋苦瓜

芦笋富含铁，与富含叶酸的苦瓜同食，能促进营养吸收、消除疲劳，而且苦瓜中含有的苦瓜皂苷有明显的降血糖作用。

✔ 芦笋＋虾

芦笋适合搭配虾食用，在瘦身的同时可补充人体所需的动物蛋白，口味上也更加鲜美。

医生悄悄告诉你

吃芦笋消除饥饿感

饥饿感是糖尿病患者经常会有的一种反应，常有患者说"有时饿得心慌"，这时怎么办呢？如果糖尿病患者在主食摄入量已经充足的情况下，还感到饥饿，建议以蔬菜为辅。具体说来，就是选择那种带茎、带叶、含膳食纤维多的蔬菜，辨别这种蔬菜的方法就是吃在嘴里有丝，如芦笋、芹菜、空心菜、菠菜、白菜等。

调理糖尿病特效食谱推荐

鲜虾芦笋

早餐 ☑ **中餐** ☑ **晚餐** ☑   **2** 人份

预防并发心脑血管疾病

材料 鲜海虾100克，芦笋250克。

调料 葱花、盐各适量，植物油4克。

做法

1 鲜海虾洗净去壳；芦笋洗净，切长条。

2 炒锅倒入植物油烧至七成热，下葱花炒出香味，放入鲜海虾、芦笋和适量水翻炒至熟，用盐调味即可。

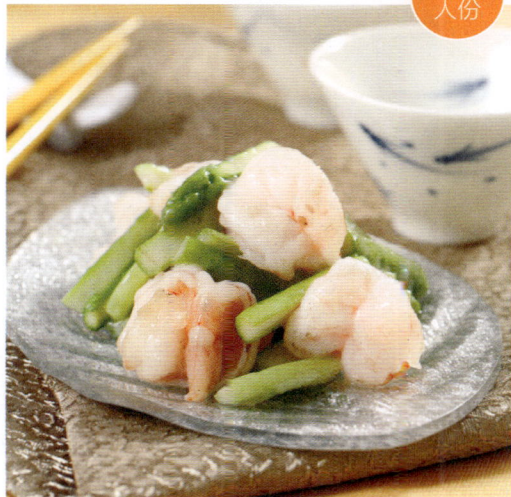

芦笋鸡片

早餐 ☑ **中餐** ☑ **晚餐** ☑   **2** 人份

降糖，缓解疲劳

材料 芦笋200克，鸡胸肉50克。

调料 葱花适量，盐4克，植物油10克。

做法

1 芦笋去老皮，洗净，切段；鸡胸肉洗净，切片，焯一下。

2 锅置火上，倒入植物油烧至六成热，加葱花炒出香味，放入鸡肉片滑熟，淋入适量水，然后放入芦笋炒熟，最后用盐调味即可。

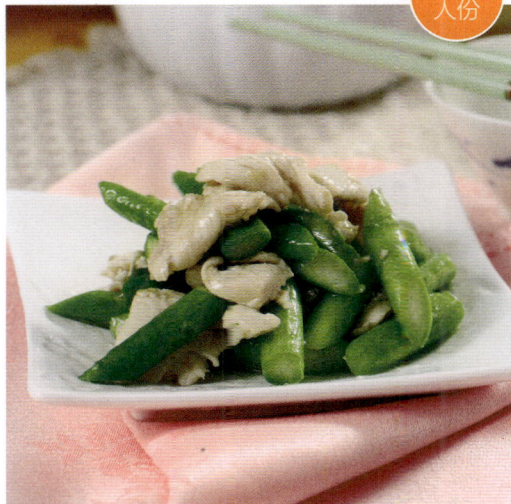

芦笋与鸡胸肉同食的妙处

芦笋富含芦丁、香豆素等降糖成分，与低脂的鸡胸肉同炒，可增强降糖效果，同时还能缓解疲劳、增强免疫力，适合有慢性疲劳的糖尿病人群食用。

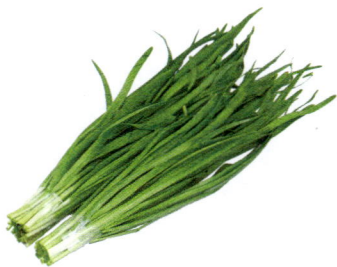

韭菜

食后不会引起血糖波动

| 热量：25千卡/100克可食部分 |
| 碳水化合物：4.5克/100克可食部分 |

推荐用量：50~100 克 / 日

100 克的韭菜可食部分约 90 克

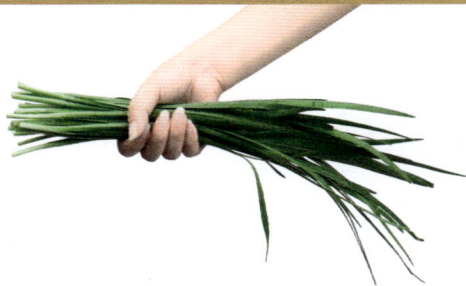

为什么对糖尿病患者有益

韭菜中所含的挥发油和含硫化合物以及钙、磷、镁、锌等元素具有促进血液循环、降低血糖的作用，而且韭菜含糖量低，食用后不易引起血糖波动。

三餐烹调指导方法

● **快炒：**韭菜宜用大火快炒的方式烹饪，以减少营养成分流失。可以和虾或鸡蛋一起搭配快炒，既美味，又能均衡营养。

● **包饺子：**可用韭菜为主料做成馅，包饺子、包子等。方法是：将韭菜洗净剁末，配虾仁末（猪瘦肉末）及炒熟的鸡蛋，加入各种提味调料拌匀做馅。

对糖尿病患者有益的吃法

☑ 韭菜 + 猪肉

韭菜和猪肉搭配不仅可以消除韭菜的特殊气味，而且能够提高韭菜中胡萝卜素的吸收率，更有利于营养的吸收。

☑ 韭菜 + 鸡蛋

韭菜和鸡蛋搭配，可以起到补肾行气的作用，对脾肾阳虚型便秘及痔疮有辅助调理作用。

医生悄悄告诉你

韭菜要挑叶窄的

韭菜有宽叶和窄叶之分。窄叶韭菜叶片修长，叶色深绿，纤维含量高，香味浓郁，但卖相较差；宽叶韭菜叶色淡绿，纤维含量偏低，吃起来味道相对淡。所以，糖尿病患者应以富含纤维素的窄叶韭菜为首选。另外，选韭菜时，新鲜度也是一个很重要的指标，这就需要查看韭菜根部割口处。割口处平就是新鲜的，如果中间长出芯来，可能放置的时间有些长了。

调理糖尿病特效食谱推荐

韭菜炒西葫芦

早餐 ☑ 中餐 ☑ 晚餐 ☑   2 人份

促进胰岛素分泌

材料 韭菜100克，西葫芦100克。

调料 葱花适量，盐、鸡精各2克，植物油3克。

做法

1 西葫芦洗净，去蒂，切条；韭菜择洗干净，切段。

2 锅置火上，倒入适量植物油烧至六成热，加葱花炒香，放入西葫芦条炒至八成熟，加入韭菜段炒至熟，最后用盐和鸡精调味即可。

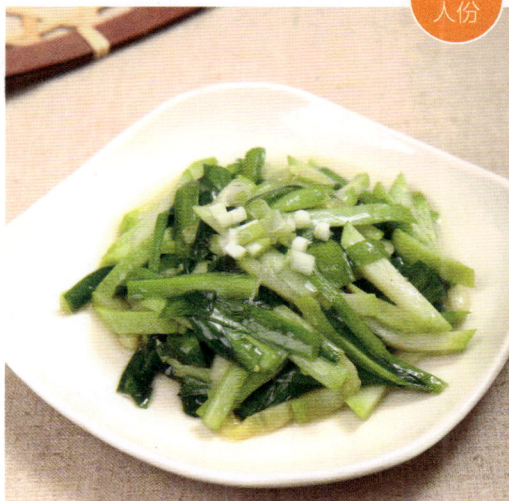

韭菜炒绿豆芽

早餐 ☑ 中餐 ☑ 晚餐 ☑   2 人份

降糖，降胆固醇

材料 韭菜250克，绿豆芽50克。

调料 植物油5克，盐2克，葱丝、姜丝各适量。

做法

1 将绿豆芽掐去两头，放入凉水内淘洗干净，捞出控净水分；将韭菜择洗干净，切成3厘米长的段。

2 将锅放在大火上，放入油，热后用葱丝、姜丝炝锅，随即倒入绿豆芽，翻炒几下，再倒入韭菜，放入盐翻炒几下即可。

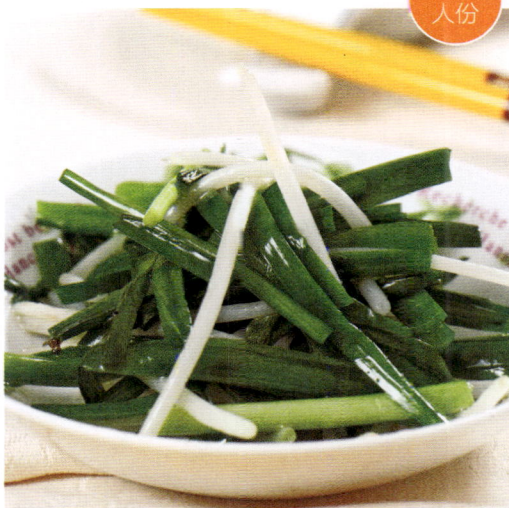

控糖技法

锅中油不用烧太热，建议将油温控制在六成热（160～180℃）即可，以避免高温烹饪使食物中的糖类与蛋白质发生反应，生成可能使血糖升高的物质。

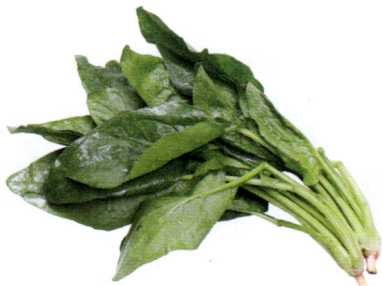

菠菜

预防糖尿病视网膜病变

| 热量：28千卡/100克可食部分 |
| 碳水化合物：4.5克/100克可食部分 |

推荐用量：80~100克/日

1碟菠菜约50克，可食部分45克

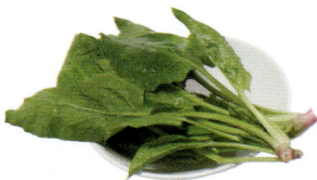

为什么对糖尿病患者有益

菠菜中含有的菠菜皂苷A、菠菜皂苷B，能刺激胰腺分泌，保持血糖稳定。另外，菠菜中的类胡萝卜素对糖尿病视网膜病变有辅助疗效；菠菜可补充叶酸，对2型糖尿病患者的血糖控制有利。

三餐烹调指导方法

● 菠菜可以炒、拌、做汤吃，或者当配料用，如姜汁菠菜、芝麻菠菜等。

● **微焯：**菠菜富含草酸，会影响钙的吸收，烹调菠菜前应在开水中焯1分钟左右，以减少草酸含量。

● **与碱性食物同吃：**吃菠菜时，应该吃点海带、其他蔬菜、水果等碱性食物，可促使其所含的草酸钙溶解排出，防止结石。

对糖尿病患者有益的吃法

✓ 菠菜 + 青椒

菠菜和青椒两者均富含类胡萝卜素，进入人体后能转化为维生素A，对眼睛有益，因此两者同食可预防糖尿病并发眼部疾病。

✓ 菠菜 + 西葫芦

菠菜宜与西葫芦搭配食用，可分解草酸并促使其排出体外，防止结石的形成，也可降糖。

医生悄悄告诉你

糖尿病患者吃菠菜有诀窍

人们在择菠菜时，习惯将菠菜根丢掉。其实，菠菜根中膳食纤维和铁元素的含量均高于叶部，可改善糖代谢，将菠菜根配以生姜食用，有助于预防糖尿病。

◎ 调理糖尿病特效食谱推荐

菠菜拌绿豆芽

早餐 □　中餐 ☑　晚餐 ☑

2 人份

降低餐后血糖

材料 菠菜200克，绿豆芽100克。

调料 盐、芥末酱、醋、香油、鸡精各适量。

做法

1 菠菜择洗干净，放入沸水中焯透，捞出切段；绿豆芽掐头、根，烫熟。

2 芥末酱放入温水中调匀，加盖闷几分钟至出味。

3 将菠菜、绿豆芽盛入碗中，加入盐、芥末酱、醋、香油、鸡精，拌匀即可。

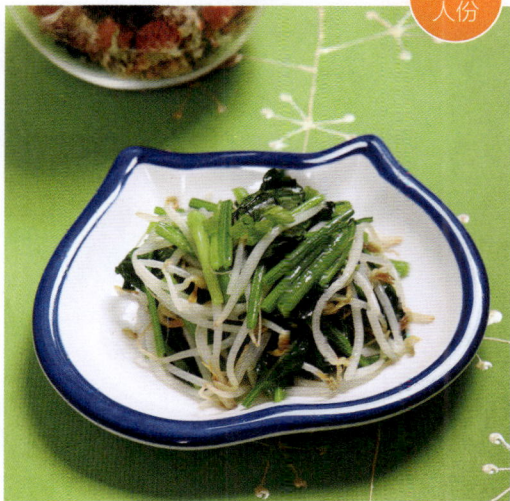

蒜蓉菠菜

早餐 ☑　中餐 ☑　晚餐 ☑

2 人份

防止胰岛 β 细胞被氧化破坏

材料 菠菜250克。

调料 盐2克，大蒜20克，植物油适量。

做法

1 菠菜择洗干净；大蒜去皮，洗净，剁成蓉。

2 把菠菜放入沸水中焯烫，捞出，沥干。

3 锅置火上，放油烧热，下蒜蓉煸香；再放入菠菜，加盐炒至入味即可。

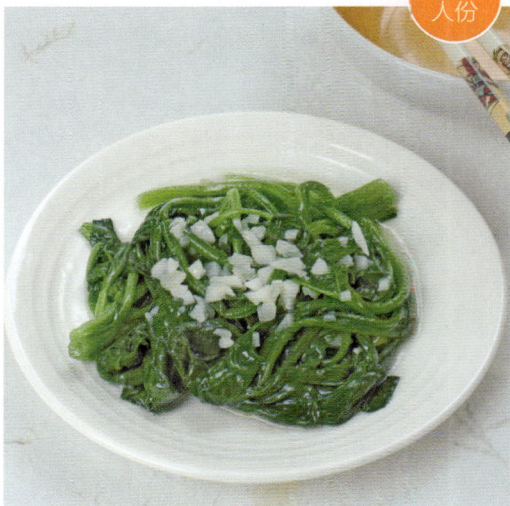

菠菜焯烫降低油脂摄入

将菠菜用沸水焯烫一下再炒，可以减少用油量，进而减少油脂的摄入，适合糖尿病患者食用。

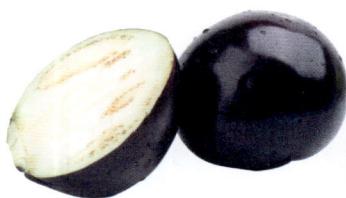

茄子
防止糖尿病并发心血管病变

热量：23千卡/100克可食部分
碳水化合物：4.9克/100克可食部分

推荐用量：100~200 克 / 日

1 个中等大小的圆茄子 ≈ 200 克

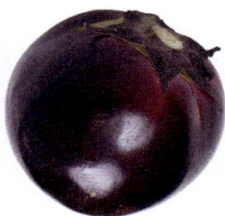

为什么对糖尿病患者有益

茄子中的膳食纤维可以减少小肠对糖类和脂肪的吸收，有助于控制餐后血糖上升的速度。其所含的维生素 E 是一种天然的脂溶性抗氧化剂，能够减轻氧化应激，对胰岛细胞有一定的保护作用。

三餐烹调指导方法

● **切块后清水浸泡：** 茄子切成块或片后，放入水中浸泡，可避免茄子变色。此外，做茄子时放点醋，这样炒出的茄子颜色不会变黑，还有助于稳定餐后血糖。

● **清蒸：** 糖尿病患者吃茄子，宜采用蒸或者煮的烹饪方法，最好是蒸茄子，在蒸熟的茄子上，倒上一些蒜泥或者蒜汁，味道、控糖效果更佳。烧茄子因加热温度较高、时间长，糖尿病患者不宜食用，即使想要吃烧茄子，最好将茄子先蒸几分钟，以减少炒制时间。

对糖尿病患者有益的吃法

✔**茄子 + 苦瓜**

茄子和苦瓜一起吃，能够降血糖、降血脂，也非常适合心血管疾病患者食用。

✔**茄子 + 洋葱**

做茄子时放些洋葱，可以保护心血管。

医生悄悄告诉你

吃茄子不要去皮

吃紫茄子时不要去皮，因为茄子皮中含有丰富的维生素E和维生素P，有利于糖尿病患者控制血糖。

调理糖尿病特效食谱推荐

肉末蒸茄子

早餐 ☑　中餐 ☑　晚餐 ☑

2 人份

降低胆固醇

材料 长茄子250克，猪肉80克，洋葱20克。

调料 料酒10克，盐2克，植物油6克。

做法

1 猪肉剁成肉末，加入切细的洋葱碎、料酒、盐拌匀，再加入油拌匀，腌制10～20分钟。

2 长茄子洗净，放入蒸锅蒸软，撕成细条状，铺在蒸碗里，铺满一层后，铺一层肉馅，再铺一层茄子，重复做完，最上面一层铺上肉馅。

3 蒸锅大火烧开，放入蒸碗，蒸10分钟即可。

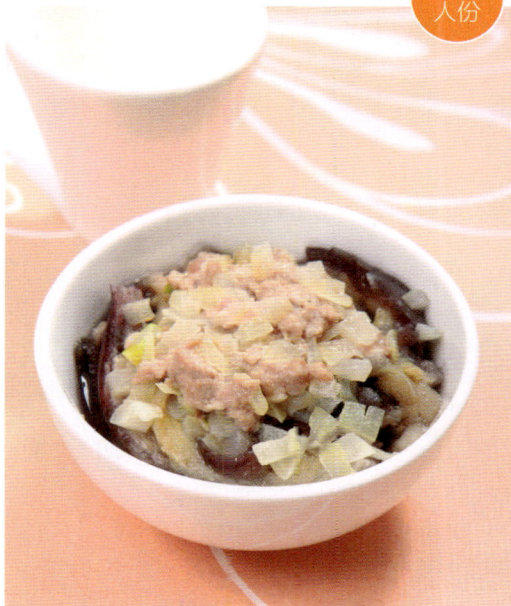

蒜泥茄子

早餐 ☑　中餐 ☑　晚餐 ☑

2 人份

减轻糖尿病视网膜病变

材料 茄子400克。

调料 大蒜15克，香菜段、盐、鸡精、酱油各适量，香油3克。

做法

1 茄子去柄，切条，放入蒸锅中蒸熟，取出，晾凉。

2 大蒜去皮，拍碎，加少许盐，捣成蒜泥，放入碗内，加入盐、香油、酱油和鸡精拌匀，制成调味汁。

3 将调味汁浇在晾凉的茄子上，撒上香菜段拌匀即可。

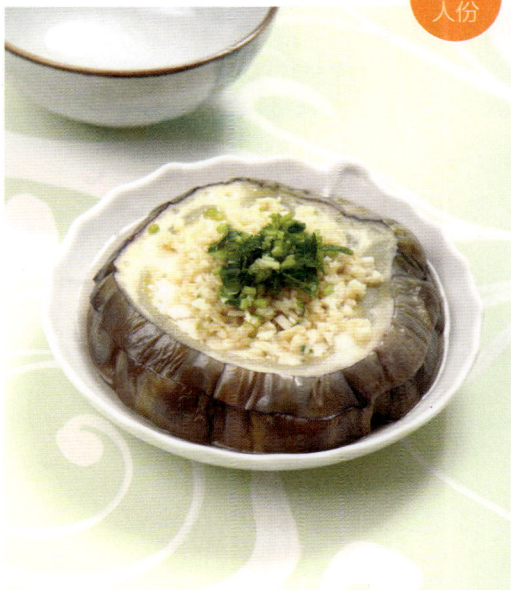

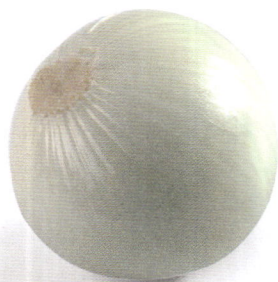

洋葱

降糖降压降脂

| 热量：40千卡/100克可食部分 |
| 碳水化合物：9克/100克可食部分 |

推荐用量：50 克 / 日

中等大小的洋葱 1/4 个 ≈ 50 克

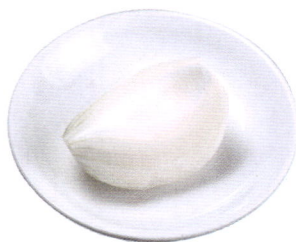

为什么对糖尿病患者有益

洋葱所含有的烯基二硫化合物可刺激胰岛素的合成及分泌，具有降低血糖的功效。洋葱是唯一含前列腺素 A 的蔬菜，能扩张血管、降低血液黏度，因而有降血压、预防血栓形成的作用。

三餐烹调指导方法

● **生吃或凉拌：**洋葱生吃或凉拌，能最大限度地发挥其降血脂、降血糖的功效。但是洋葱一次不宜食用太多，否则会导致胀气和排气过多。

● **炒菜：**用洋葱炒菜，宜烹炒至嫩脆且有一些微辣为佳，能防止烹饪时间过长导致洋葱营养物质被破坏。此外，洋葱用铁锅炒会变色，把切好的洋葱蘸点干面粉拌匀再炒，洋葱就不会变色了，口感更脆嫩。

对糖尿病患者有益的吃法

✔**洋葱 + 猪肉**

两者搭配，不仅味美，还可以减少机体对猪肉中胆固醇的吸收。

✔**洋葱 + 鸡蛋**

洋葱中的维生素 C 易被氧化，鸡蛋中的维生素 E 可有效防止维生素 C 的氧化。两者同食，可提高人体对维生素 C 和维生素 E 的吸收率。

医生悄悄告诉你

吃肉配洋葱可降糖降脂

洋葱可以分解脂肪，其中所含的某些化合物能够防止血小板过度聚集，并改善血管内皮功能。所以，在吃肉时，如果能搭配些洋葱，将有助于降低动脉粥样硬化的发生风险。洋葱丝炒肉也是很常见的吃法；在肉上撒上生洋葱碎更是别有一番风味。

⬤ 调理糖尿病特效食谱推荐

洋葱炒肉

促进营养吸收

材料 洋葱200克，里脊肉片200克。

调料 植物油、淀粉各3克，酱油、料酒、盐各2克。

做法

1 洋葱去掉老皮，洗净，厎冷水泡10分钟，然后切成片；把里脊肉片用酱油、淀粉、料酒腌10分钟左右。

2 锅中倒入适量油，待油烧至八成热时，滑入肉片，迅速炒散，炒至肉片变色后加入洋葱翻炒，直到炒出香味，加入一点点盐出锅即可。

早餐 ☑ 中餐 ☑ 晚餐 ☑ ③ 人份

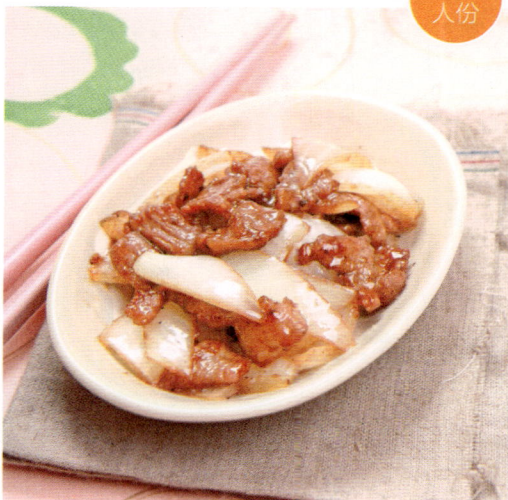

洋葱炒鸡蛋

降血压，扩张血管

材料 洋葱丝200克，鸡蛋120克。

调料 盐2克，姜片、鸡精各适量，植物油3克。

做法

1 洋葱丝用沸水焯烫一下备用；鸡蛋加点盐打散，锅中放油烧热，倒入蛋液，炒散成蛋花待用。

2 锅中倒入底油，油热后加姜片爆香，倒入洋葱丝翻炒，加盐和鸡精再翻炒几下，加盖2分钟，倒入蛋花略翻炒即可。

早餐 ☑ 中餐 ☑ 晚餐 ☑ ③ 人份

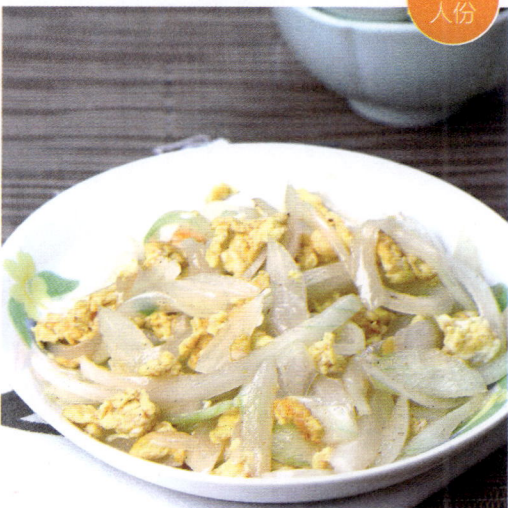

切洋葱小妙招

切洋葱时总是被它辛辣的味道刺激到，其实切之前，把切菜刀在冷水中浸一会儿，再切时就不会刺激眼睛而流泪了。

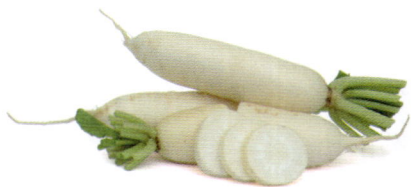

白萝卜

降低餐后血糖

热量：16千卡/100克可食部分	
碳水化合物：4克/100克可食部分	

推荐用量：100 克 / 日

半根白萝卜约255克，可食部分243克

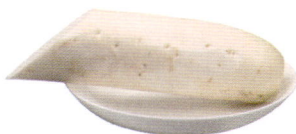

为什么对糖尿病患者有益

白萝卜中富含香豆酸等活性成分及可溶性膳食纤维，具有降低血糖的功效。而且，白萝卜热量很低，是糖尿病患者的食疗佳品。

三餐烹调指导方法

● **熟食或生吃：**白萝卜熟食可顺气，生吃以汁多、辣味少的为好。白萝卜顶部3~5厘米处维生素 C 含量最高，熟吃宜快速烹调，以防止维生素 C 被大量破坏。白萝卜中段到尾段含有的淀粉酶和芥子油较丰富，生吃也有助于糖尿病患者吸收其营养成分。

● **带皮吃：**白萝卜皮中维生素和矿物质的含量也很高，所以，白萝卜最好带皮吃。

对糖尿病患者有益的吃法

✔ **白萝卜 + 豆腐**

白萝卜搭配豆腐一起食用，有健脾、利肠胃、助消化的作用，适合消化不好的糖尿病患者经常食用。

✔ **白萝卜 + 排骨**

白萝卜搭配排骨食用，既可以获得全面丰富的营养，又能抑制机体对胆固醇的吸收。

医生悄悄告诉你

凉拌萝卜条佐餐好处多

白萝卜凉拌能最大限度地保留其营养成分。所以，糖尿病患者可以在喝燕麦粥或玉米糁粥时，加一碗凉拌白萝卜条。凉拌白萝卜条的做法很简单：白萝卜切条，用醋、少许盐、少许白开水腌30分钟，挤干浸泡一夜即可。

调理糖尿病特效食谱推荐

海蜇拌萝卜丝

早餐 ☑ 中餐 ☑ 晚餐 ☑

2
人份

控制血糖，防便秘

材料 海蜇皮100克，白萝卜200克。

调料 蒜末6克，生抽、醋各10克，辣椒油5克，香油3克，鸡精少许。

做法

1 海蜇皮放入清水中浸泡去盐分，洗净，切丝；白萝卜洗净，切丝。

2 取盘，放入海蜇丝和白萝卜丝，加入蒜末、生抽、醋、鸡精、辣椒油、香油拌匀即可。

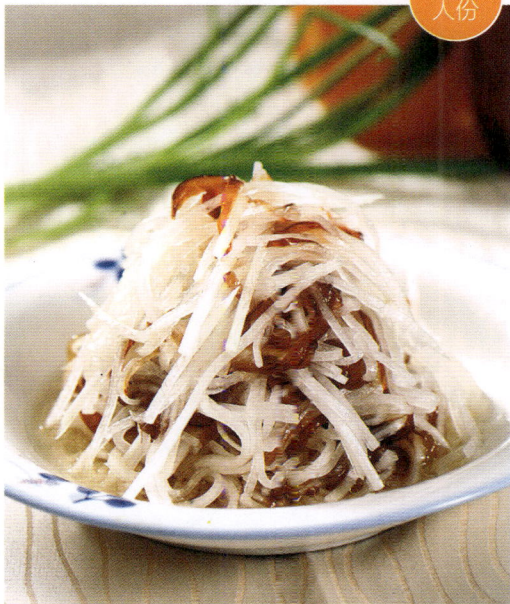

海带萝卜汤

早餐 ☑ 中餐 ☑ 晚餐 ☑

2
人份

降压益气，促进消化

材料 白萝卜150克，水发海带100克。

调料 清汤、醋、胡椒粉、盐各适量。

做法

1 将白萝卜洗净，去皮，切片；水发海带洗净，切片，待用。

2 锅置火上，倒入适量清汤，放入白萝卜片、海带片煮熟，出锅前加醋、胡椒粉、盐调味即可。

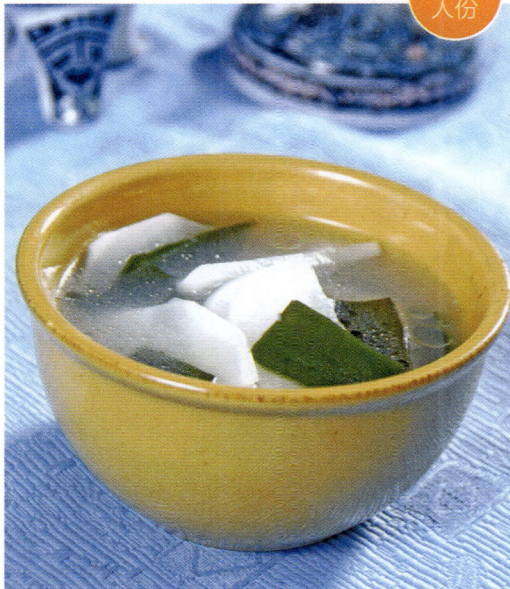

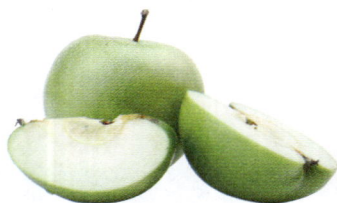

青苹果

稳定胰岛素水平

| 热量：53千卡/ 100克可食部分 |
| 血糖生成指数：36 |

推荐用量：100～200 克 / 日

1个（小）苹果约 140 克可食部分 106 克

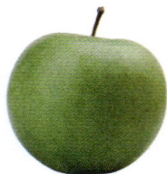

为什么对糖尿病患者有益

一个中等大小的苹果中约含有 5 克的膳食纤维，吃苹果的时候细嚼慢咽会产生饱腹感，苹果中的自然甜味剂也会慢慢进入血液，从而保持稳定的血糖和胰岛素水平。另外，苹果中的锌也能调节胰岛素水平；苹果里的类黄酮有助于防治心脑血管病。

三餐烹调指导方法

● 糖尿病患者在吃苹果时不要忘记计算苹果的热量（200 克青苹果和 25 克主食交换），以减少主食量，最好在两餐之间食用。

● 也可上午用苹果 100 克加餐，下午用猕猴桃 100 克加餐，同时中餐主食减少 25 克。

对糖尿病患者有益的吃法

☑ 苹果 + 胡萝卜

两者搭配可以调理肠胃，促进排便，并可以降低胆固醇，降低血压。

☑ 苹果 + 魔芋

魔芋是低热量高膳食纤维的食物，其所含的葡甘露聚糖可以延缓肠道对糖类的吸收，与苹果同食可以促进肠道蠕动，保持肠道健康，是糖尿病合并肥胖症患者的理想菜肴。

医生悄悄告诉你

选苹果要选青色的

苹果分富士、黄香蕉、国光等品种，富士苹果偏甜，国光苹果偏酸。对于糖尿病患者而言，不要吃太甜的苹果，应选青色的酸味水果。因为酸度高的水果，血糖生成指数一般较低，如青苹果、李子、橘子、柚子等。

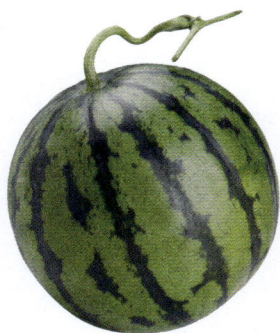

西瓜

消口渴，降血压

热量：31千卡/100克可食部分

血糖生成指数：72

推荐用量：100～200 克 / 日

1 块 250 克的西瓜可食部分约 160 克

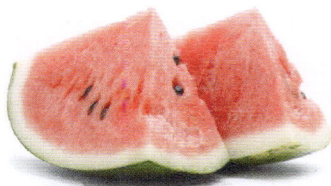

为什么对糖尿病患者有益

西瓜的升糖指数虽高，但升糖负荷很低（GL 值为 4）。也就是说，甜的西瓜确实含糖量不低，对血糖可能会有影响，但西瓜中含量较多的是果糖，而不是葡萄糖，果糖不是血糖的组成成分，在其代谢过程的早期不需要胰岛素的帮助，所以少量吃些西瓜不会严重影响血糖。

水果加餐方法

● 血糖控制较好的患者，两餐之间根据加餐量和其他加餐食品来替换选用，以不超过 100 克为好。

● 血糖控制得很好的患者，可把 100 克南瓜与 200 克西瓜作为同一营养值来进行"交换"。

对糖尿病患者有益的吃法

☑ **西瓜 + 番茄**

两者搭配可补充钾和番茄红素，有助于降压，预防心血管并发症。

☑ **西瓜 + 梨**

两者搭配可清热生津、降压利尿。

医生悄悄告诉你

西瓜皮巧变降糖茶饮

西瓜皮中医称之为"西瓜翠衣"，有生津止渴、利尿、消炎降压等功效。糖尿病患者可将鲜西瓜皮1500克，剔除残瓤，水煮至瓜皮稀烂，捞皮弃去，取水当茶频饮，每日1次。或西瓜皮、冬瓜皮各15克，天花粉12克，水煎服，可治糖尿病口渴、尿浊。

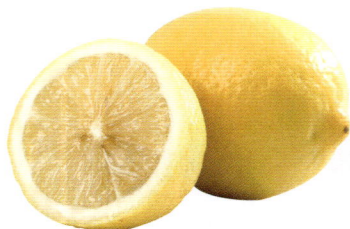

柠檬
预防糖尿病并发症

热量: 37 千卡 / 100克可食部分

推荐用量: 20 克 / 日

1 个柠檬约 80 克，可食部分 53 克

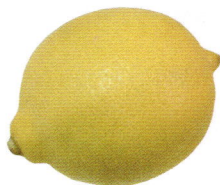

为什么对糖尿病患者有益

柠檬中所含独特成分——圣草枸橼苷可预防糖尿病并发症。柠檬中所含的柠檬酸能调节血糖水平，常饮柠檬水，对糖尿病患者有好处。另外，柠檬还富含有益血管健康的黄酮类化合物，可以扩张血管、降低血压。

水果加餐方法

● 柠檬味酸，一般不生食，而是加工成柠檬汁。糖尿病患者不妨泡杯柠檬水当饮料。也可将鲜柠檬切成薄薄的片泡在水中，浸泡时最好选用温开水，这样有利于更多地保存柠檬中的营养物质。

● 用柠檬汁来作调料，不仅味道鲜美，还可降低整个膳食的升糖指数。

对糖尿病患者有益的吃法

✔ 柠檬 + 苹果

两者搭配可补充钾和黄酮类化合物，有助于降低血压，调节血脂，预防糖尿病合并心血管病变。

✔ 柠檬 + 黄瓜

两者搭配可补充维生素 C，美容养颜，清热利尿，促进排毒、减肥。

医生悄悄告诉你

鲜柠檬比干柠檬更有营养

柠檬这种富含维生素 C 的水果干制以后，即使仍有酸味，可主要营养成分都被破坏了。所以，要充分发挥柠檬水的保健功效，应尽量食用鲜榨柠檬汁，少用干柠檬。不过，喝柠檬水也要适量，每天不宜超过 1000 毫升。

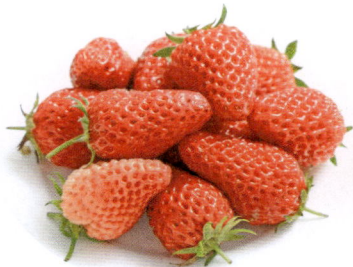

草莓

改善血液循环

热量：32千卡/100克可食部分
血糖生成指数：49

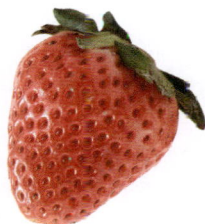

推荐用量：100～200克/日

1颗（大）草莓约20克，可食部分19克

为什么对糖尿病患者有益

草莓中富含花青素，还含有鞣花酸、果胶、多酚等多种生理活性成分，常吃草莓可以显著降低坏胆固醇和甘油三酯水平，并能增强红细胞抗氧化能力，对糖尿病、高脂血症、动脉粥样硬化、高血压、冠心病等疾病，都有积极的预防和改善作用。

水果加餐方法

● 血糖控制平稳的患者，可把200克草莓与25克主食作为同一热量值来进行"交换"。

● 可将100克草莓和100克西瓜拼盘食用，同时减少25克主食。

对糖尿病患者有益的吃法

☑ 草莓 + 牛奶

草莓富含维生素C和膳食纤维，牛奶富含优质蛋白质和钙，两者搭配，营养上互相补充。

☑ 草莓 + 西瓜

草莓中含有多种抗氧化剂，有助于改善血液循环；西瓜中含有瓜氨酸，能促进血管舒张，两者搭配可保护心血管。

医生悄悄告诉你

草莓现买现吃

草莓越新鲜，维生素C的含量就越高，现买现吃是一种既简便又科学的食用方法。糖尿病患者最好将草莓整果食用。买到的草莓不要马上吃，最好用淡盐水浸泡5分钟，以杀灭草莓表面残留的有害微生物。另外，不要用洗涤灵等清洁剂浸泡草莓，以免清洁剂中的化学成分残留在果实中，造成二次污染。

肉蛋类这么吃

肉类：优选白肉，适量红瘦肉

糖尿病患者吃肉应优选白肉，因为禽类、鱼类等白肉比猪肉、牛肉等红肉脂肪含量低，更健康。但这并不是说，糖尿病患者一点红肉都不能吃。相反，为了均衡营养，糖尿病患者也要食用适量红瘦肉。

白肉多一点

通常，我们把猪肉、牛肉、羊肉和兔肉叫作红肉，而把禽肉、鱼虾肉叫作白肉。红肉的特点是肌肉纤维粗硬、脂肪含量较高，而白肉肌肉纤维细腻，脂肪含量较低，脂肪中不饱和脂肪酸含量较高。红肉摄入越多，会导致心血管疾病发生率明显增加，尤其是冠心病。建议糖尿病患者尽量多吃白肉少吃红肉，有利于控制体重和血脂。

肉类营养各不同

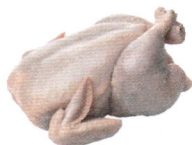

鸡肉
脂肪最少（去皮的鸡肉，因为鸡的脂肪几乎都在鸡皮）

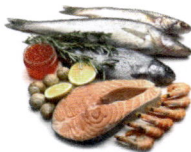

鱼虾
微量元素最多（钙、铝、铁、锰、铜、钴、镍、锌、碘、氯、硫等）

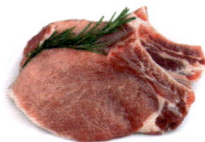

猪瘦肉
最补铁，瘦肉中的血红蛋白比植物中的更好吸收，因此，吃瘦肉补铁的效果要比吃蔬菜好

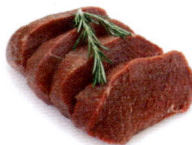

牛肉
牛肉蛋白质的氨基酸组成比猪肉更接近人体需要，能提高机体抗病能力

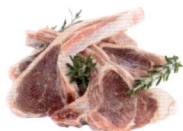

羊肉
最滋补，助元阳、益精血、补肺虚

蛋类：每次吃多少

蛋类含有丰富的优质蛋白质，其氨基酸组成与人体需要最接近，不仅营养价值很高，而且极易被人体消化和吸收。因此，糖尿病患者可常食蛋类。

每种蛋都有特长

大致说来，蛋类的营养相近。首先，各种蛋类的蛋白质含量相近，鸡蛋最高，为12%左右。其次，蛋中维生素含量很丰富，且品种较为齐全，包括B族维生素、维生素A、维生素D、维生素E、维生素K等。鸭蛋和鹌鹑蛋的维生素含量总体而言要高于鸡蛋。再从矿物质来比较，鸭蛋含有较多的钙、磷、钾、铁；鹌鹑蛋的铁和硒含量则更为丰富。

蛋类每次吃多少

鸡蛋：有些慢性病患者认为蛋黄胆固醇含量太高，就怕吃鸡蛋。其实，大量研究指出，每天吃1个鸡蛋既不会升高血脂，也不会增加心脑血管疾病风险。相反，鸡蛋中的优质蛋白、维生素等，正是慢性病患者所需要的。一般来说，成人和老人每天吃1个鸡蛋即可；血脂异常患者或肥胖者，建议每周吃2~4个鸡蛋，而且最好放在早餐或中餐吃。

鸭蛋：有些腥味，多用来做咸鸭蛋。糖尿病患者偶尔吃半个咸鸭蛋就好了。

鹌鹑蛋：虚弱者及老人、儿童的理想滋补食品，每天吃5个就够了。

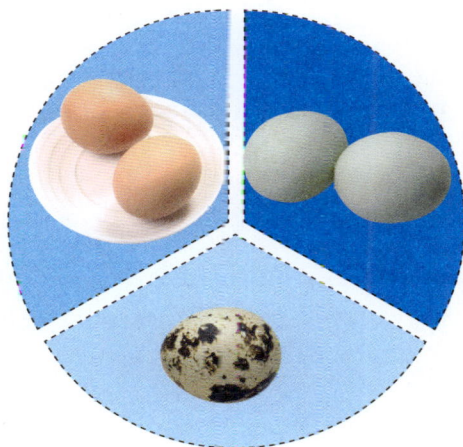

蛋类怎么吃

蛋类的吃法多种多样，带壳水煮蛋、蒸蛋是最佳的吃法，煎蛋维生素损失较大。做带壳水煮蛋，鸡蛋应该冷水下锅，慢火升温，沸腾后微火煮3分钟，停火后再浸泡5分钟。

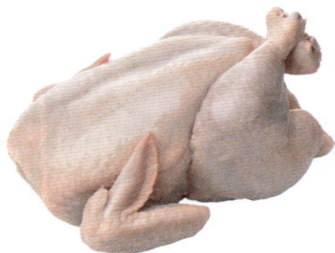

鸡肉

降低血糖浓度

| 热量：118千卡/100克可食部分 |
| 蛋白质：24.6克/100克可食部分 |

推荐用量：100 克 / 日

一手掌心或半个手掌大小的去骨鸡胸肉，重约 50 克

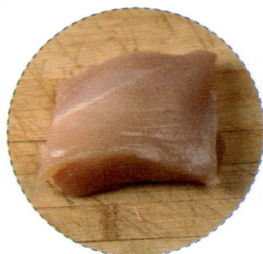

为什么对糖尿病患者有益

鸡肉含有丰富的锌元素，可增强肌肉和脂肪细胞对葡萄糖的利用，降低血糖浓度。鸡肉中所含的 B 族维生素，可以避免糖尿病患者并发微血管病变和肾病，且具有保护神经系统的作用。

三餐烹调指导方法

● **炒食：**可用鲜嫩鸡肉与青菜一起搭配烹饪，如鸡肉搭配空心菜一同炒制，有降低胆固醇吸收的作用。

● **炖汤：**吃炖鸡注意不吃鸡皮，因为鸡皮中脂肪含量较高，且大部分为饱和脂肪酸。此外，炖煮过程中鸡皮中的脂肪会溶入汤内，喝熬制较久的浓鸡汤会摄入过多的动物脂肪，导致血脂升高，促进动脉粥样硬化的发生发展及脂肪肝的形成，因此要适量饮用鸡汤。

对糖尿病患者有益的吃法

☑ 鸡肉 + 豌豆

鸡肉和豌豆同食，有利于蛋白质的吸收，可为糖尿病患者提供优质蛋白质。

☑ 鸡肉 + 竹笋

鸡肉是低脂肉类，竹笋也是低脂、低热量食物，而且竹笋富含膳食纤维，可延长食物在肠内的停留时间，降低葡萄糖的吸收速度，使餐后血糖上升缓慢。

医生悄悄告诉你

不同部位的鸡肉营养成分有所差异

鸡胸脯肉的脂肪含量很低，而且含有大量维生素；鸡翅却含有较多脂肪，想减肥的人宜少吃；鸡肝中的胆固醇含量很高，胆固醇高的人不要多吃；鸡皮中脂肪和胆固醇含量较高，糖尿病患者最好去皮食用；鸡屁股是储存病菌和致癌物的"仓库"，应弃掉不要；鸡头中容易积累毒素，最好也弃掉不吃。

调理糖尿病特效食谱推荐

怪味鸡

早餐 ☑　中餐 ☑　晚餐 ☑

1人份

增强葡萄糖的利用率

材料 鸡腿100克，熟白芝麻3克。

调料 芝麻酱3克，橄榄油2克，盐2克，花椒2克，植物油适量。

做法

1 鸡腿清洗干净，去皮；将花椒炸香制成花椒油。

2 将鸡腿加清水烧开，改小火煮20分钟后捞出，过凉，洗净切块。

3 芝麻酱用凉开水调开，加盐、橄榄油调匀，淋在鸡肉上，撒熟白芝麻，加花椒油即可。

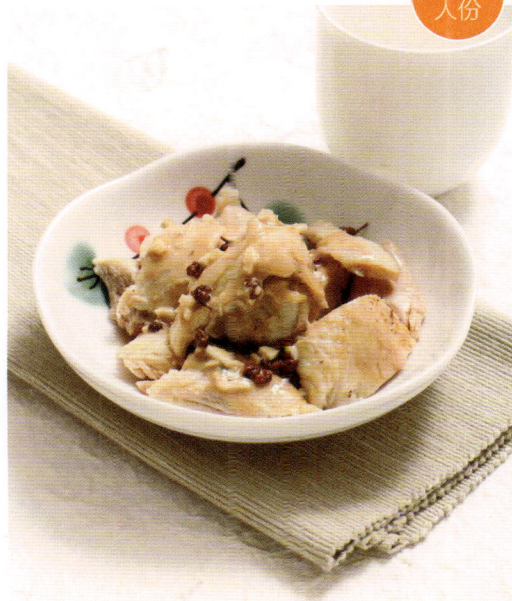

竹笋炒鸡丝

早餐 ☑　中餐 ☑　晚餐 ☑

2人份

降低葡萄糖吸收速度

材料 鸡胸肉250克，竹笋100克，青椒、红椒各30克。

调料 葱段、姜片各5克，料酒、水淀粉、盐、酱油、鸡精、植物油各适量。

做法

1 鸡胸肉洗净，切丝，加盐、料酒、酱油、水淀粉拌匀腌制待用；竹笋洗净，切丝，焯水；青椒、红椒去蒂、去籽，洗净，切丝。

2 油锅烧热，爆香葱段、姜片，放入鸡丝炒散，加竹笋丝、青椒丝、红椒丝翻炒，加适量水盖锅盖焖至将熟，加盐、鸡精炒匀即可。

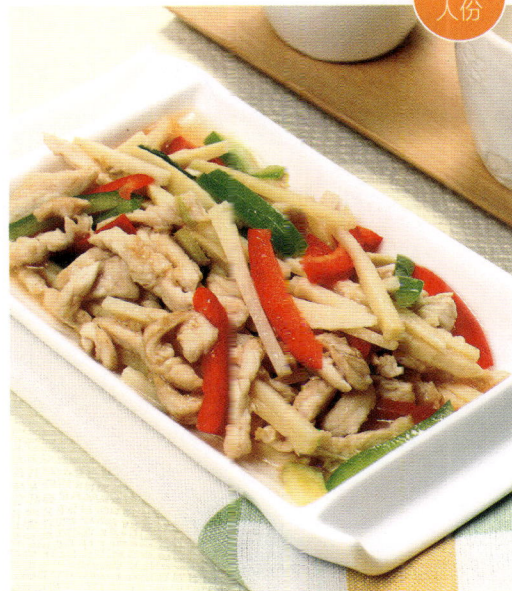

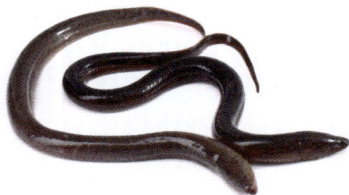

鳝鱼

可显著降低血糖

热量：89千卡/100克可食部分
蛋白质：18克/100克可食部分

推荐用量：100 克 / 日

一条长 60 多厘米的鳝鱼 ≈ 350 克

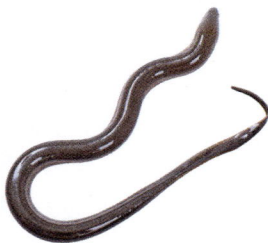

为什么对糖尿病患者有益

鳝鱼中含有鳝鱼素 A 和鳝鱼素 B，具有双向调节血糖的作用，同时可恢复机体调节血糖的生理功能。另外，鳝鱼中所含的维生素 A 有保护视力的作用，可以防治糖尿病并发眼病。

三餐烹调指导方法

● **熟透食用，不宜爆炒：** 食用鳝鱼时，宜烧熟煮透，不宜爆炒，因为鳝鱼体内可能有寄生虫，爆炒未使其熟透，杀不死寄生虫，食用后容易引发其他病症，只有煮熟烧透后再吃才安全。

● **焯烫：** 烹调时，可将鳝鱼用沸水焯烫一下，这样可以减少煸炒时的用油量，降低油脂的摄入，适合糖尿病患者食用。

对糖尿病患者有益的吃法

☑ **鳝鱼 + 莲藕**

鳝鱼和莲藕都含有特殊的黏液，能促进人体对蛋白质的吸收，且两者同食还可以控制血糖。

☑ **鳝鱼 + 薏米**

这两种食物一同煲汤食用，脂肪含量低、味道好，是适合糖尿病患者的绝妙搭配。

医生悄悄告诉你

常吃鳝鱼能降血糖

糖尿病患者经常食用鳝鱼对身体有益。可以用植物油炒鳝片加大蒜的方法；还可与豆腐同炖为鳝鱼豆腐汤，也可加山药或白菜帮炖，都适用于糖尿病患者。

● 调理糖尿病特效食谱推荐

炒鳝鱼丝

早餐 ☑ 中餐 ☑ 晚餐 ☑   2 人份

调节血糖

材料 鳝鱼丝200克，香菇片30克，洋葱丝25克。

调料 酱油、料酒、水淀粉、胡椒粉、盐、植物油各适量。

做法

1 炒锅置火上，倒入油烧热，放入鳝鱼丝煸炒片刻，放入香菇、洋葱炒至熟，盛出。

2 另起一锅，倒油烧热，放入鳝鱼丝、洋葱、香菇，调入少量盐、酱油、料酒、胡椒粉炒熟，用水淀粉勾芡即可。

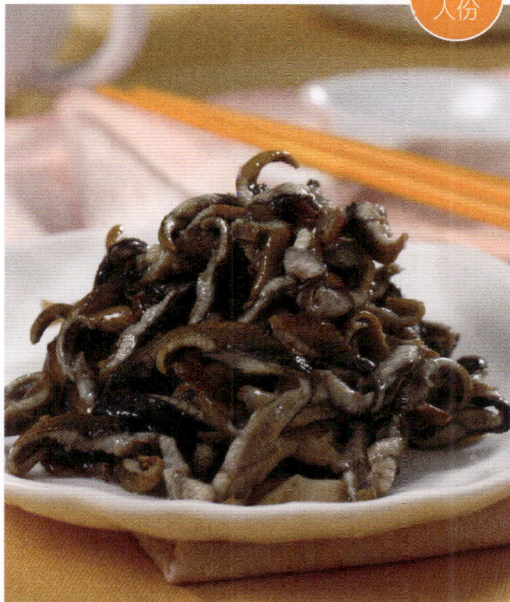

韭菜炒鳝鱼丝

早餐 ☑ 中餐 ☑ 晚餐 ☑   2 人份

调节机体血糖代谢

材料 韭菜150克，活鳝鱼200克。

调料 蒜末、姜丝各5克，盐2克，植物油8克。

做法

1 鳝鱼宰杀好，去除内脏，冲洗干净，取肉，切丝；韭菜择洗干净，切段。

2 炒锅置火上，倒入植物油烧至五成热，放入鳝鱼丝煸熟，加蒜末、姜丝炒香。

3 放入韭菜段以大火炒1分钟，用盐调味即可。

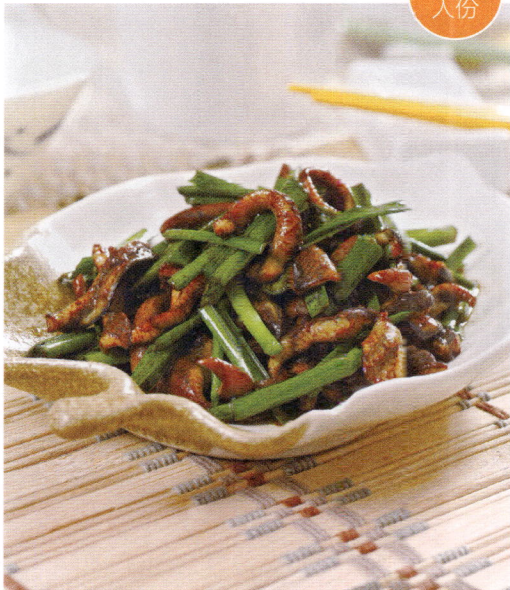

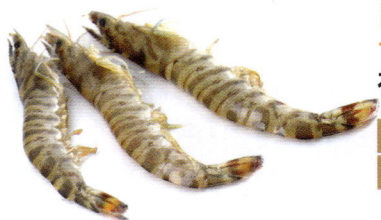

虾

补充优质蛋白质

热量：87千卡/100克可食部分	
蛋白质：16.4克/100克可食部分	

推荐用量：60~80克/日

1只河虾约15克，可食部分13克

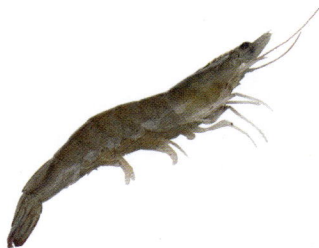

为什么对糖尿病患者有益

　　糖尿病患者由于蛋白质代谢紊乱，蛋白质合成受阻，因此需要适量补充优质蛋白。虾中的镁元素有助于提高胰岛素的敏感性，从而控制血糖水平。另外，中医认为，虾有补肾壮阳的作用，适合糖尿病性阳痿患者调养。

三餐烹调指导方法

　　● **水煮：**最好用盐水煮，虾易熟，所以一般煮几分钟后立即捞出来，如果煮老了，口感不会好，然后过冷水（可使虾的肉质更紧密），沥干后蘸姜醋汁食用。

　　● **清蒸：**和水煮虾一样，蒸虾不仅可以减少油量的摄入，还能保持鲜嫩清口的特点。如蒜蓉蒸虾、荷叶蒸虾等，很适合糖尿病合并高血压患者食用。

对糖尿病患者有益的吃法

✅ 虾 + 莴笋

海虾中富含调节糖代谢的硒元素，而莴笋中含有较丰富的胰岛素激活剂——烟酸，两者搭配不仅营养上可以相互补充，还能更好地调节人体胰岛功能。

✅ 虾 + 番茄

虾能促进胰岛素分泌，番茄中的番茄红素可以提高胰岛素的质量，两者搭配既可使血糖下降，又能防癌美容。

医生悄悄告诉你

冰鲜虾不可白灼着吃

　　任何海鲜都只有在高度新鲜的状态下才能做成清蒸、白灼之类的菜肴。海虾如果放在冰箱里的时间长，虾体含菌量增大，蛋白质也已经部分变性，产生胺类物质，无论怎么样都达不到活虾的口感、风味和安全性，当然也就不适合采用白灼的吃法了。不过，冰鲜的虾通过高温烹炒或煎炸，也能呈现出美味。

调理糖尿病特效食谱推荐

盐水虾

改善糖尿病肾病

早餐 ☑　中餐 ☑　晚餐 ☑

3 人份

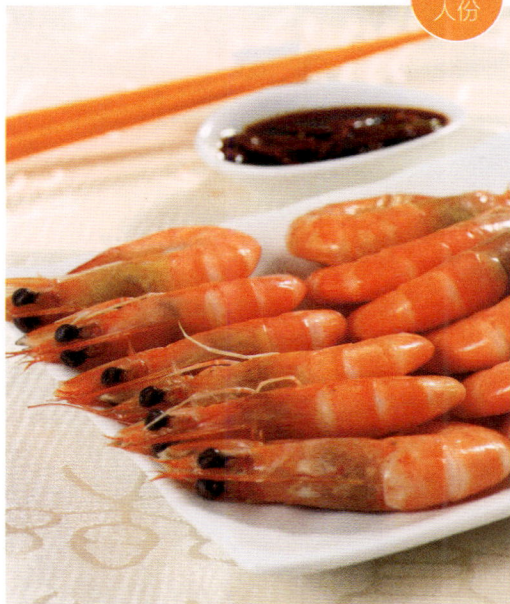

材料 鲜虾500克。

调料 葱段、姜片各10克，盐、料酒各6克，花椒3克。

做法

1 虾剪去虾须，洗净备用。

2 锅中倒入适量清水，放入所有调料，大火煮沸，撇去浮沫后放入虾煮熟，捞出，晾凉。

3 剩下的汤去掉葱段、姜片、花椒，冷却后将虾倒回原汤浸泡入味。食用时，将虾摆盘，淋上少许原汤即可。

虾仁烩冬瓜

抑制糖类转化为脂肪

早餐 ☑　中餐 ☑　晚餐 ☑

2 人份

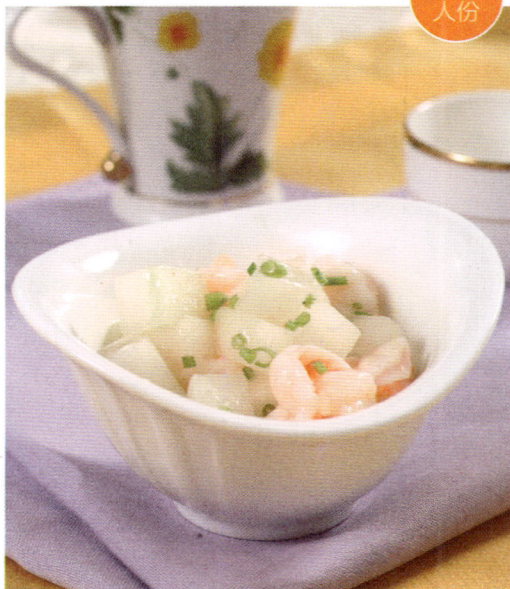

材料 虾仁50克，冬瓜250克。

调料 葱花、花椒粉、盐、植物油各适量。

做法

1 虾仁洗净；冬瓜去皮、瓤，洗净，切块。

2 炒锅倒入植物油烧至七成热，下葱花、花椒粉炒出香味，放入冬瓜块、虾仁和适量水烩熟，用盐调味即可。

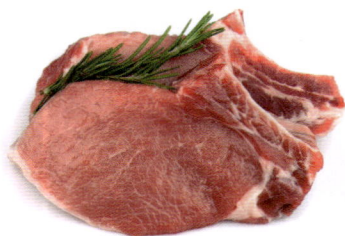

猪瘦肉
补充消耗的B族维生素

> 热量：143千卡/100克可食部分
> 蛋白质：20.3克/100克可食部分

推荐用量：50 克 / 日

一块与食指厚度相同、与两指（食指和中指并拢）的长度和宽度相同的瘦肉，重约 50 克

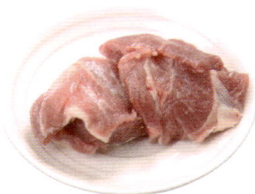

为什么对糖尿病患者有益

猪瘦肉可提供优质蛋白，相对牛、羊肉来说，猪瘦肉还能提供 B 族维生素。2 型糖尿病的主要代谢特征是胰岛素抵抗。因为胰岛素抵抗，机体错误地认为"血糖不足"，就要动员脂肪和蛋白质分解，来生成血糖。在这个过程中会消耗大量的 B 族维生素。因此，糖尿病患者应该适当食用猪瘦肉。

三餐烹调指导方法

● **早餐蒸食：** 早餐可将猪瘦肉切成片蒸熟，然后放入全麦馒头或面包中夹食。

● **午餐炒食：** 午餐可将猪瘦肉切成丝与蔬菜一起快炒食用。

● **晚餐煮食：** 晚餐煮粗粮粥时可加些瘦肉、青菜，这样粥的营养比较全面，也能延缓餐后血糖的上升。

对糖尿病患者有益的吃法

☑ **猪瘦肉 + 胡萝卜**

两者搭配，可以补肝明目，预防糖尿病合并视网膜病变。

☑ **猪瘦肉 + 苦瓜**

两者搭配滋阴清热，可以改善糖尿病患者出现的心烦口渴、便秘等症状。

医生悄悄告诉你

猪肉与豆类食物搭配

吃猪肉时最好与豆类食物搭配。因为豆制品中含有大量卵磷脂，可以乳化血浆，使脂肪颗粒变小，悬浮于血浆中，不向血管壁沉积，能防止硬化斑块形成。

调理糖尿病特效食谱推荐

鱼香肉丝

消渴除烦

早餐 □ 中餐 ☑ 晚餐 ☑

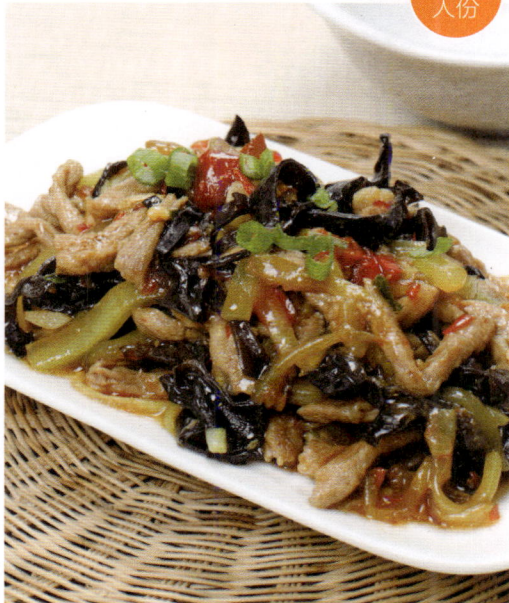

3 人份

材料 猪里脊肉丝200克，莴笋丝50克，水发黑木耳丝25克，鸡蛋清1个。

调料 姜丝、醋各15克，蒜片、泡椒末、料酒各10克，葱花、豆瓣酱各20克，酱油3克，淀粉1克，植物油适量。

做法

1 将少许泡椒末、蛋清、淀粉制成蛋清浆；将醋、料酒、酱油、水淀粉调成味汁；肉丝加蛋清浆、植物油拌匀。

2 油烧热，炒香剩余的泡椒末、豆瓣酱，下肉丝煸炒，下莴笋丝、黑木耳丝、姜丝、葱花、蒜片炒香，下味汁炒匀即可。

芦笋炒里脊肉

补虚强肾

早餐 ☑ 中餐 ☑ 晚餐 ☑

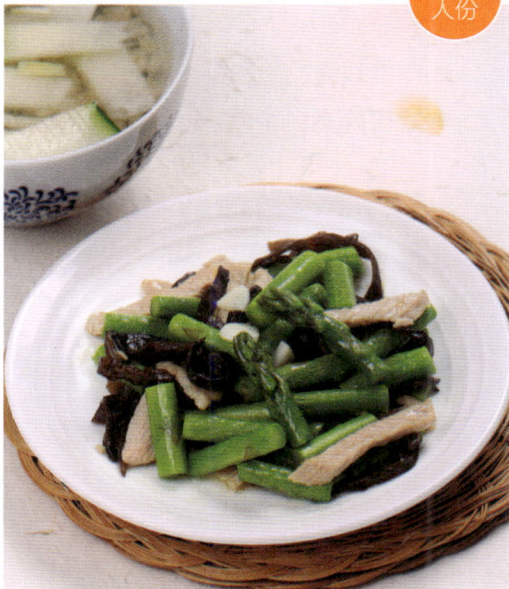

2 人份

材料 猪里脊肉100克，芦笋3根，水发黑木耳50克。

调料 盐3克，蒜片5克，胡椒粉少许，植物油适量。

做法

1 将水发黑木耳洗干净，捞起后沥干，切丝；猪里脊肉切成细条状；芦笋洗净，切成约3厘米长的小段。

2 将锅预热，加入植物油，先把蒜片爆香，再放入里脊肉、芦笋和黑木耳翻炒均匀，加入盐和胡椒粉调味即可。

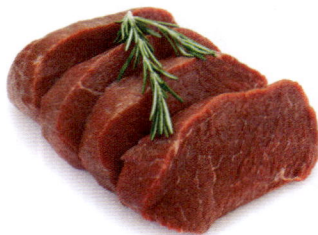

牛瘦肉
提高机体对葡萄糖的利用

| 热量：113千卡/100克可食部分 |
| 蛋白质：21.3克/100克可食部分 |

推荐用量：50克/日

厚2厘米、手掌大小的牛肉块大约80克

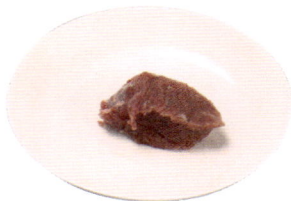

为什么对糖尿病患者有益

牛肉中所含的锌可以参与胰岛素的合成，起到稳定胰岛素结构的作用；牛肉中的铁可预防贫血，B族维生素有助于维持神经系统健康。此外，牛肉中所含的亚油酸有促进微循环的作用，可预防心血管病，有助于糖尿病高危人群预防慢性疾病。

三餐烹调指导方法

● **早餐蒸煮：** 早餐可将蒸煮好的牛瘦肉（或者买好的酱牛肉）切成片夹入全麦面包或黑面包中食用。

● **午餐烘烤：** 午餐可将烘烤好的牛瘦肉包入生菜中食用。

● **晚餐炖煮：** 晚餐可食萝卜炖牛肉，汤少喝。

对糖尿病患者有益的吃法

☑ **牛瘦肉 + 白萝卜**

两者搭配可使营养更均衡，而且白萝卜有促进肉食消化的作用。

☑ **牛瘦肉 + 洋葱**

洋葱可以分解脂肪，其中所含的化合物能阻止血小板凝结，并加速血液凝块溶解。所以，在吃肉时，如果能搭配些洋葱，将有助于高脂肪食物引起的血液凝块的溶解。洋葱还可吸收肉的油脂，并使肉变嫩。

医生悄悄告诉你

牛肉怎么吃既美味又健康

牛肉适合与某些素菜一起炖着吃，如牛肉和白菜、土豆、萝卜一起炖味道极佳，和南瓜也是不错的搭配。值得一提的是，牛肉遇到番茄后，可以使牛肉中的铁更好地被人体吸收，有效预防缺铁性贫血。而在炖牛肉时，加上些番茄，能让牛肉更快熟烂，更适合中老年朋友食用。

调理糖尿病特效食谱推荐

农家粉蒸牛肉

补虚强体

早餐 ☑　中餐 ☑　晚餐 □　　3 人份

材料 牛瘦肉400克，五香蒸肉粉80克。

调料 植物油、盐、酱油、料酒、豆瓣酱、豆豉、胡椒粉、干辣椒末、葱花、生姜、姜末各适量。

做法

1 生姜捣碎，制成姜水。

2 将牛瘦肉洗净，切成薄片，加植物油、盐、酱油、料酒、姜水、姜末、豆豉、豆瓣酱、胡椒粉、五香蒸肉粉拌匀，放入碗中，上笼，蒸至熟烂，取出，撒上干辣椒末、胡椒粉、葱花即可。

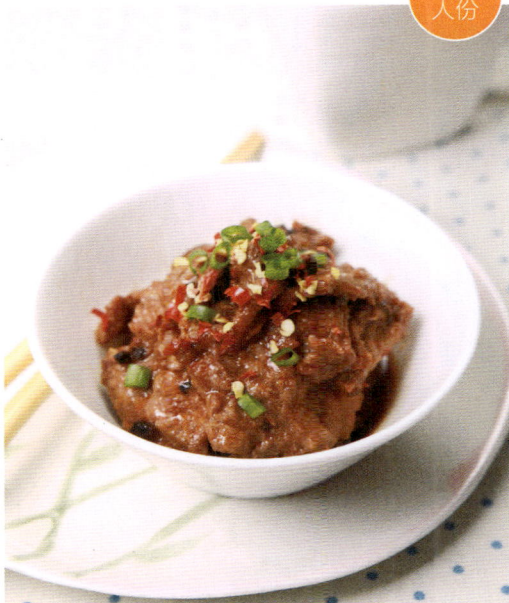

葱爆牛肉

增强免疫力

早餐 □　中餐 ☑　晚餐 ☑　　2 人份

材料 牛肉片100克，葱白20克，熟芝麻10克，干香菇5克。

调料 蒜末、姜末、酱油、辣椒、料酒、盐、米醋、植物油各适量。

做法

1 牛肉片放入瓷碗内，放入芝麻、蒜末、姜末、酱油、辣椒、料酒搅匀，腌十几分钟。

2 干香菇水发后，洗净，去蒂切丝；葱白切段；油锅烧热，放入牛肉片、香菇丝、葱白爆炒熟，然后放入蒜末、米醋、盐炒匀装盘，撒上熟芝麻即可。

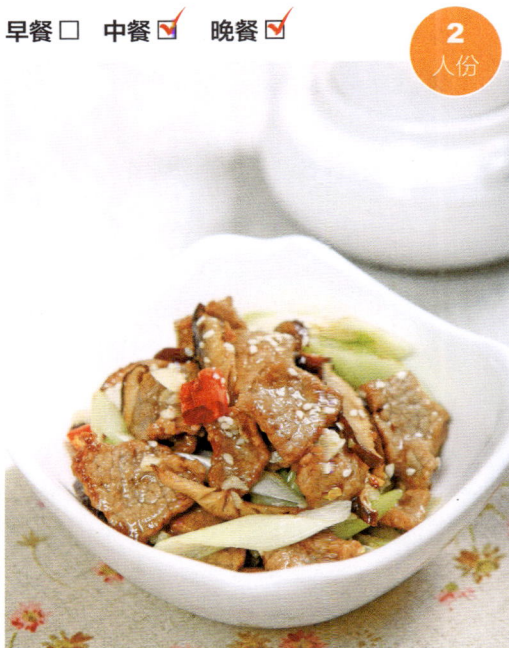

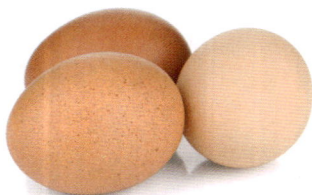

鸡蛋

补充慢性病消耗的营养

热量：139千卡/100克可食部分
蛋白质：13.1克/100克可食部分

推荐用量：60 克 / 日

1 个中等大小的带壳生鸡蛋大约 60 克

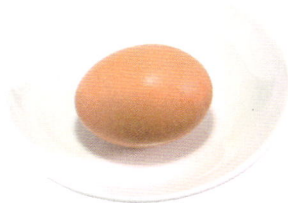

为什么对糖尿病患者有益

鸡蛋含丰富的容易吸收的优质蛋白及 B 族维生素等糖尿病患者所需的营养物质，既可作为主餐、副食，也可作为加餐食用。现代医学研究证实，每日吃一个鸡蛋不仅可以供给机体营养，还有预防心血管疾病的作用。

三餐烹调指导方法

● **早餐煮食**：早餐可煮一个带壳鸡蛋，既方便，又可有效抵抗饥饿。
● **午餐打汤**：午餐可做蛋花汤喝，如紫菜蛋花汤、番茄蛋花汤，既营养又美味。
● **晚餐蒸食**：晚餐可蒸鸡蛋吃，有助于消化，如鲜虾蒸蛋、蛤蜊蒸蛋等。

对糖尿病患者有益的吃法

✔ 鸡蛋 + 番茄

两者配合，营养更全面，具有抗坏血病、润肤、保护血管、降血压、助消化等作用，还可以健脑抗衰老，防治动脉粥样硬化。

✔ 鸡蛋 + 青豆

青豆富含不饱和脂肪酸和大豆磷脂；鸡蛋含有优质蛋白质、脂肪、卵磷脂、多种维生素和铁、钙、钾、磷等多种矿物质，两者搭配食用，可以保护心脑血管。

医生悄悄告诉你

吃鸡蛋有诀窍

吃鸡蛋最好是蛋清、蛋黄一起吃，这样营养更全面；最好是蒸煮着吃或者做蛋花汤，这样最容易消化。不过，鸡蛋缺乏维生素C，所以搭配番茄、青椒、辣椒来吃，就可以弥补其不足。

调理糖尿病特效食谱推荐

鲜虾蒸蛋

补充优质蛋白

早餐 ☑ 中餐 ☑ 晚餐 ☑

材料 鸡蛋1个，鲜虾2只。

调料 盐、香油、葱末各适量。

做法

1 虾处理干净，取虾仁；鸡蛋磕入碗中略搅几下，另一碗加盐、温水，搅动几下。

2 在容器的内壁均匀地抹上一层香油，把蛋液、温盐水倒入容器里，放到锅中隔水蒸。蒸至7～8分熟时，加入虾仁一起蒸至熟，再加入葱末、香油即可。

怎么蒸蛋更有营养

蒸蛋时不要在搅拌鸡蛋的时候放入油或盐，这样易使蛋胶质受到破坏，蒸出来的蛋羹又粗又硬。也不要用力搅拌，略搅几下，保证搅拌均匀就上锅蒸。另外，蒸蛋羹时可加入少许牛奶，能让其口感更滑嫩，营养更丰富。

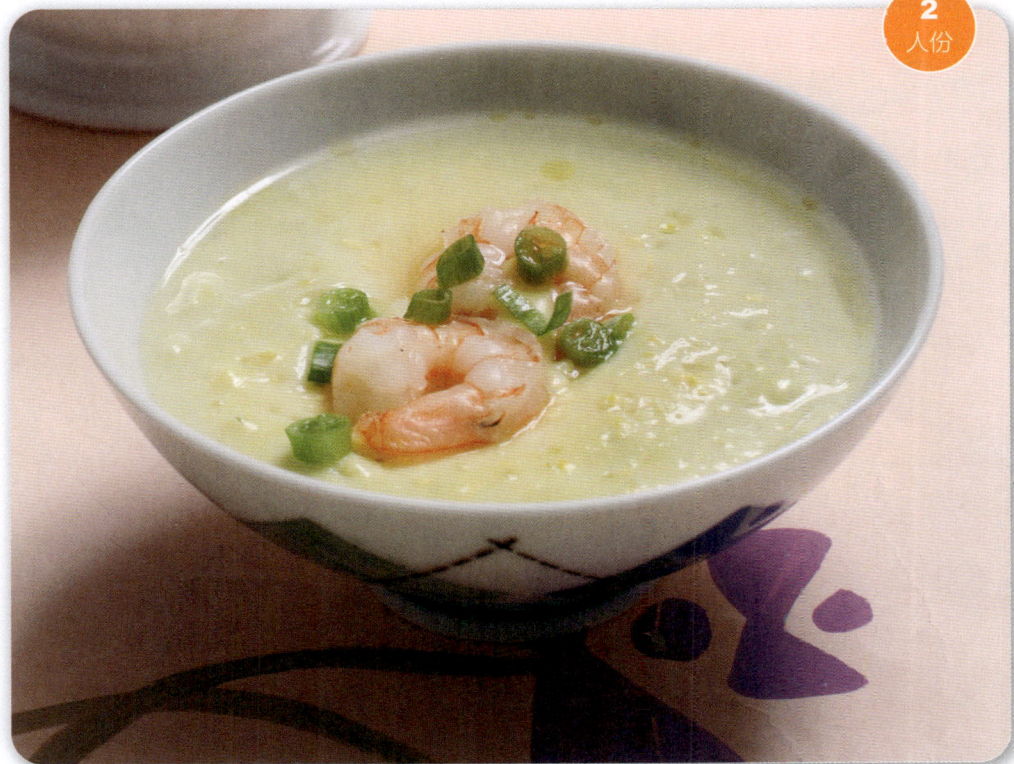

2 人份

油脂类食物这么吃

多用植物脂肪代替动物饱和脂肪

脂肪酸按照饱和程度，根据双键数量的多少，可分为饱和脂肪酸、单不饱和脂肪酸及多不饱和脂肪酸。饱和脂肪酸可以通过摄取猪油、牛油、黄油、奶油、肥肉等获得，不饱和脂肪酸主要通过摄取植物油获得。对于糖尿病患者来说，应多用植物脂肪代替动物饱和脂肪。

植物油	油脂归类	适合烹调方法
大豆油	多不饱和脂肪酸较多的油	煮、炖、轻炒
葵花籽油	多不饱和脂肪酸较多的油	炒、煎、煮、炖
玉米油	多不饱和脂肪酸较多的油	凉拌、炒、煮、炖
花生油	各类脂肪酸较为均衡的油	炒、煎、煮、炖
香油	各类脂肪酸较为均衡的油	凉拌、煮
橄榄油	单不饱和脂肪酸较多的油	凉拌、轻炒、煮、炖

优选含较多不饱和脂肪酸的油类

多不饱和脂肪酸具有降血脂、降血压的作用，可以保护心血管，因此建议糖尿病患者多吃富含不饱和脂肪酸的植物油。

ω-6 和 ω-3 多不饱和脂肪酸

ω-6 脂肪酸（亚油酸）和 ω-3 脂肪酸（α-亚麻酸）是人体必需的多不饱和脂肪酸，它们分别是前列腺素和脑细胞的原料。尤其是 ω-3 脂肪酸，能显著降低血中甘油三酯的水平，并能保护心脑血管。

不要长期食用一种油

平时用油时，要适当搭配一些富含 ω-3 多不饱和脂肪酸的食用油，可选用亚麻籽油、胡麻籽油、紫苏油、核桃油等。对于糖尿病人群来说，应把这些油作为日常用油的重要选择，并且常和其他油类换着吃。

坚果类：可以外带的零食

糖尿病患者外出游玩，累了以后容易受到高热量食品的诱惑，一旦没忍住，多吃了几口，血糖就会因此波动。为此，建议糖尿病患者外出要带上"属于自己的零食"——坚果（或水果），既能充饥，又能解馋和预防低血糖。

适量吃坚果有助控糖

美国哈佛大学研究者发现，适量吃坚果能预防糖尿病，就因为坚果含有多不饱和脂肪酸、膳食纤维和镁，有控制血糖的作用。所以，每天吃点坚果对糖尿病患者是有好处的，特别是外出游玩的时候。适合糖尿病患者的坚果有很多，包括核桃、花生、葵花子、杏仁、山核桃、松子、开心果、栗子、榛子等。

坚果虽好也不能多吃

坚果小小的体积下蕴藏着较高的热量。比如，一把十来粒的花生米，可能相当于1两米饭所供应的热量。越来越多的糖尿病患者也已注意到，只控制糖的摄入是远远不够的，还必须控制热量，这样血糖才不会忽高忽低。

大部分坚果是高脂肪食品，其脂肪含量在35%~80%，能榨出油。且坚果体积小而热量密度高，很容易吃多了。因此，吃坚果一定要控制量，每天1勺到1小把的量最为理想。同时，要把坚果的热量从主食中扣除。例如，吃75克的带壳葵花子，应少吃2两饭。

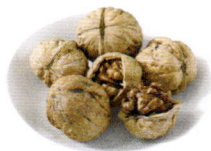

核桃（干）58.8

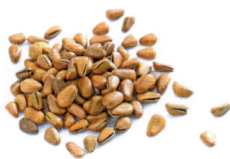

松子62.6

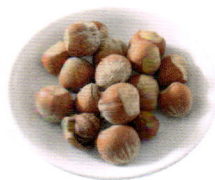

榛子（炒）57.3

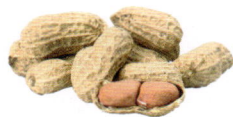

炒花生48

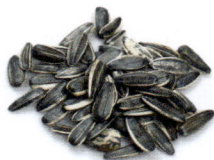

葵花子（炒）52.8

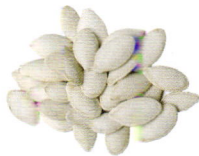

南瓜子52.8

注：每100克可食部脂肪含量，单位：毫克。

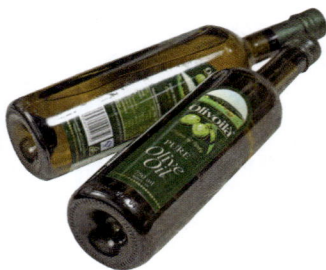

橄榄油

对控制血脂有益

| 热量：899千卡/100克 |
| 多不饱和脂肪酸：6.8克/100克 |

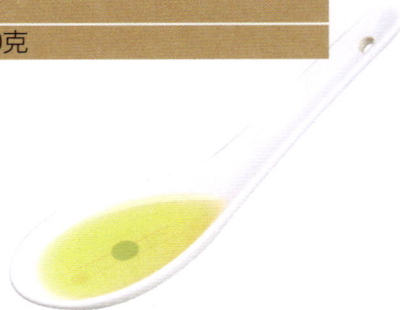

推荐用量：30克/周

两勺半（家里喝汤用的白瓷勺）橄榄油大约25克

为什么对糖尿病患者有益

橄榄油中含70%以上的单不饱和脂肪酸，有利于降低血液中的"坏胆固醇"，升高"好胆固醇"，从而调节血脂、降低血压，预防动脉粥样硬化，保护心脑血管，降低糖尿病并发心脑血管疾病的发病率。

三餐烹调指导方法

● **早餐拌菜：** 早餐可在凉拌芹菜、清蒸芦笋时，加入几滴橄榄油拌食。

● **午餐炒食：** 午餐将橄榄油用于快炒，如炒青菜、熘肝尖。

● **晚餐凉拌：** 晚餐食用橄榄油，也以凉拌菜为主，可吃白灼芥蓝（以芥蓝、红彩椒等食材制成的一道美食）。

对糖尿病患者有益的吃法

✔ 橄榄油 + 芦笋

两者搭配，是促进新陈代谢、消化功能和减肥的理想食品。芦笋的铬含量高，这种微量元素可以调节血液中脂肪与糖分的浓度。

✔ 橄榄油 + 紫甘蓝

两者搭配，可以抗衰老，还能增强血管弹性，抑制炎症和过敏，改善关节的柔韧性。

医生悄悄告诉你

橄榄油怎么吃

市场上常见的橄榄油可分为特级初榨橄榄油、初榨橄榄油和普通橄榄油。特级初榨橄榄油营养素保存最好、质量佳，为首选。橄榄油不仅可用于凉拌，还可以用来炒菜，但油温不可过高。因为高温会增加橄榄油的香味，掩盖住食物本身的味道。

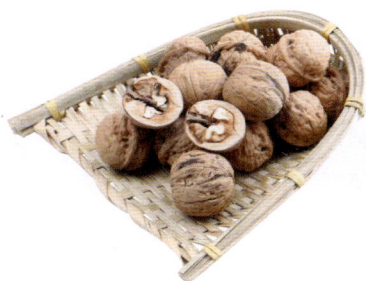

核桃

保护心脑血管

热量：646千卡/100克可食部分

多不饱和脂肪酸：42.8克/100克可食部分

推荐用量：30 克 / 周

1 颗核桃（干）约 15 克，可食部分 6 克

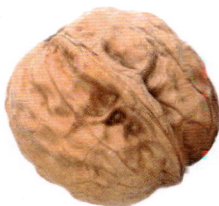

为什么对糖尿病患者有益

核桃中富含 $\omega-3$ 脂肪酸，对脑神经有良好的保健作用，是健脑补脑的"良药"。核桃中富含的精氨酸还能增强动脉弹性，降低动脉硬化风险。另外，核桃还有助于防止胆固醇的形成，预防心脏病。

三餐烹调指导方法

● **生吃：** 生吃核桃（砸碎去壳直接吃）最能补脑。建议大家选择纸皮核桃，壳薄仁大，吃起来比较方便。另外，生吃核桃时宜细嚼慢咽，能补肺益肾。

● **熟吃：** 核桃熟吃方法多，如早餐打豆浆时加入核桃，味道很不错；午餐做个韭菜炒核桃等。

对糖尿病患者有益的吃法

☑ **核桃 + 芹菜**

两者搭配不仅味道香美，而且还可降低血压，并将代谢废物通过尿液排出体外。

☑ **核桃 + 牛奶**

两者搭配，可补充优质蛋白和不饱和脂肪酸，能健脑护心。

医生悄悄告诉你

核桃宜吃多少个

核桃的植物油含量高，所以建议健康成人每天吃2~4个，血脂偏高的人每天吃1~2个，儿童每天吃2~3个。另外，吃核桃仁时不要剥掉核桃仁表面的褐色薄皮，以保全营养。

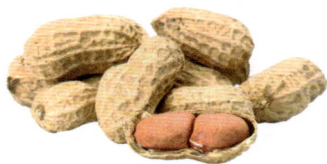

花生

增进心脏健康

| 热量：601千卡/100克可食部分 |
| 多不饱和脂肪酸：17.6克/100克可食部分 |

推荐用量：50 克 / 日

成人自然手握的一把花生大约 30 克

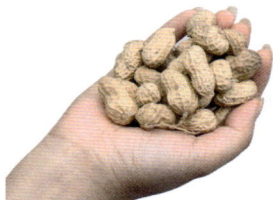

为什么对糖尿病患者有益

花生含有能降低导致心脏病的甘油三酯水平，并含有丰富的不饱和脂肪酸和维生素 E，能增进心脏健康。另外，花生中独有的植物固醇、皂角苷、白藜芦醇等特殊物质，对预防糖尿病、心血管病具有显著作用。

三餐烹调指导方法

● **水煮花生：**《滇南本草》中说花生可"补中益气"，"盐水煮食养肺，炒食动火"。盐水煮的花生具有易于入口、容易消化的特点，是最佳食用方法。

● **凉拌花生：**凉拌花生可以强健肠道，滑肠润燥。常与蔬菜一起凉拌，加少许亚麻籽油即可。

对糖尿病患者有益的吃法

☑ **花生 + 芹菜**

两者搭配，可以减肥清肠、降压降脂。

☑ **花生 + 菠菜**

两者搭配，可以润肠通便，还能健脑防衰，预防糖尿病合并心血管疾病。

医生悄悄告诉你

花生红衣去不去有讲究

花生外面薄薄一层的红衣，能抑制纤维蛋白的溶解，增加血小板生成，加强毛细血管的收缩功能，可治疗血小板减少和防治出血性疾病。因此，在吃花生的时候，除非是血液黏稠的人，否则应连花生米的红衣一起吃。

专题 糖尿病运动调养方案

运动对糖尿病的好处

1. 提高胰岛素敏感性，帮助控制血糖。
2. 减轻体重。
3. 降低血压和血脂。
4. 改善心肺功能。
5. 提高免疫力。

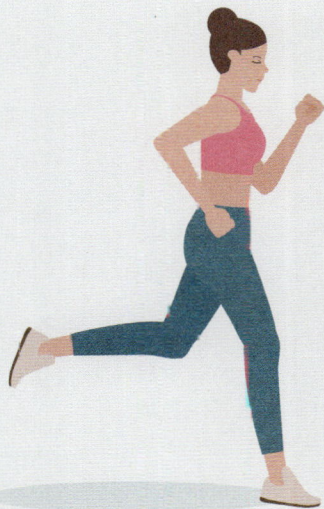

如何选择适合自己的运动方式

1. 选择自己喜欢的运动项目，并长期坚持

在选择运动项目的时候，尽量选择自己喜欢的运动项目，如做操、打拳、慢跑、快走、踢毽子、打羽毛球、打乒乓球、跳交谊舞等，这样才便于长期坚持，当然也要结合自己的病情和体力状况来选择。

2. 中低强度的有氧运动是首选

糖尿病患者进行运动应首选中低强度的有氧运动。一般来说，老年人要做低强度运动，年轻人可以做中等或高强度运动。有氧运动每次应不少于30分钟，无运动习惯的人可以从20分钟开始，逐渐增加到30~40分钟。

3. 不经常运动的糖尿病患者的运动选择

对于体力有限或平时缺乏运动的糖尿病患者来说，一开始，要选择简单的运动方式，运动量要小些，能够较好地适应以后，再适当增加强度。

4. 平时经常运动的糖尿病患者的运动选择

对于经常参加运动、体力较好的糖尿病患者，可以在合理范围内根据自己的喜好选择一些运动项目，这样有利于持之以恒。推荐大家在有氧运动的基础上，适当进行一些抗阻运动，比如蹲跳、俯卧撑、哑铃运动等，帮助改善血糖、增肌减脂、提升代谢。

糖尿病患者一周运动计划举例

周一	有氧运动+核心肌群训练	**有氧运动：** 30分钟快走/游泳/骑自行车，心率保持中等，可间歇变速（如快走3分钟+慢走1分钟循环） **抗阻训练：** 平板支撑（30秒×3组）、仰卧卷腹（15次×3组）、侧桥支撑（每侧20秒×2组）
周二	上肢抗阻训练	**热身：** 5分钟动态拉伸（肩部绕环、手臂摆动） **抗阻训练**（哑铃/弹力带）：坐姿推举（12次×3组）、俯身划船（12次×3组）、二头弯举（15次×3组） **放松：** 5分钟拉伸（重点肩背、手臂）
周三	低强度活动/休息	**柔韧性训练：** 瑜伽或静态拉伸（30分钟），改善血液循环，降低肌肉僵硬 **也可选：** 短途散步（15~20分钟），避免久坐
周四	有氧运动+下肢训练	**有氧运动：** 25分钟椭圆机/慢跑，心率保持中等 **抗阻训练：** 椅子深蹲（15次×3组）、弹力带臀桥（15次×3组）、靠墙静蹲（30秒×3组）
周五	全身抗阻循环训练	**循环训练：** 弹力带高位下拉、徒手弓步走、跪姿俯卧撑、侧抬腿。每个动作45秒，休息15秒，循环3组 **有氧穿插：** 每组循环间快走1分钟
周六	间歇有氧运动	**高强度间歇训练（HIIT）改良版（适合体能较好者）：** 快走1分钟+慢走2分钟，重复10轮 **或：** 游泳间歇（25米快游+50米慢游） **注意：** HIIT后血糖可能延迟下降，需加强监测
周日	平衡与柔韧训练	**平衡训练：** 单腿站立（每侧30秒×3组），预防跌倒 **太极/八段锦：** 30分钟，调节身心，改善胰岛素敏感性

注：

1. 运动应以中等强度为主（运动时能说话但不能唱歌），心率控制在最大心率的60%~85%（最大心率≈220-年龄）。
2. 注意防低血糖，随身携带15克快速碳水（如葡萄糖片/果汁），运动后补充蛋白质+复合碳水（如鸡蛋+全麦面包）。
3. 严重高血糖或低血糖时暂停运动。
4. 个性化调整建议：体能较弱/并发症患者替换为坐姿抗阻（弹力带）、水中运动（减少关节压力）；周围神经病变患者应避免足部高强度训练，选择游泳或骑行；视网膜病变患者应避免剧烈跳跃、倒立等升高眼压的动作。

附录 各类食物 GI 分类表

食物分类		食品名称	GI 分类
谷类及制品	整谷粒	小麦、大麦、黑麦、荞麦、黑米、莜麦、燕麦、青稞、玉米	低
	谷麸	稻麸、燕麦麸、青稞麸	低
	米饭	糙米饭	中
		大米饭、糯米饭、速食米饭	高
	粥	玉米粒粥、燕麦片粥	低
		小米粥	中
		即食大米粥	高
	馒头	白面馒头	高
	面（粉）条	强化蛋白面条，加鸡蛋面条 硬质小麦面条，通心面、意大利面、乌冬面	低
		全麦面、黄豆挂面、荞麦面条、玉米面粗粉	中
	饼	玉米饼、薄煎饼	低
		印度卷饼、比萨饼（含乳酪）	中
		烙饼、米饼	高
方便食品	面包	黑麦粒面包、大麦粒面包、小麦粒面包	低
		全麦面包、大麦面包、燕麦面包、高纤面包	中
		白面包	高
	饼干	燕麦粗粉饼干、牛奶香脆饼干	低
		小麦饼干、油酥脆饼干	中
		苏打饼干、华夫饼干、膨化薄脆饼干	高

续表

食物分类	食品名称	GI分类
薯类、淀粉及制品	山药、雪魔芋、芋头（蒸）、山芋、土豆粉条、藕粉、苕粉、豌豆粉丝	低
	土豆（煮、蒸、烤）、土豆片（油炸）	中
	土豆泥、红薯（煮）	高
豆类及制品	黄豆、黑豆、青豆、绿豆、蚕豆、鹰嘴豆、芸豆	低
	豆腐、豆腐干	低
蔬菜	芦笋、菜花、西蓝花、芹菜、黄瓜、茄子、莴笋、生菜、青椒、西红柿、菠菜	低
	甜菜	中
	南瓜	高
水果及制品	苹果、梨、桃、李子、樱桃、葡萄、猕猴桃、柑橘、芒果、芭蕉、香蕉、草莓	低
	菠萝、哈密瓜、水果罐头（如桃、杏）、葡萄干	中
	西瓜	高
乳及乳制品	牛奶、奶粉、酸奶、酸乳酪	低
坚果、种子	花生、腰果	低
糖果类	巧克力、乳糖	低
	葡萄糖、麦芽糖、白糖、蜂蜜、胶质软糖	高

注：数据来源于《成人糖尿病食养指南（2023年版）》。